Reining/Schweiger
Endlich weniger
Schmerzen

Die Autoren

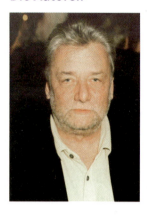

Dr. med. Robert Reining (59) ist Facharzt für Neurologie und Psychiatrie, Algesiologie (Schmerztherapie). Er ist Mitglied im StK (Schmerztherapeutisches Kolloquium), in der Deutschen Gesellschaft für Schmerztherapie e. V. und in der DGSS (Deutsche Gesellschaft zum Studium des Schmerzes). Seit 1992 praktiziert er in eigener schmerztherapeutischer Praxis mit dem Schwerpunkt chronische therapieresistente Schmerzkrankheiten. Er ist beratender Arzt bei der Deutschen Schmerzliga e. V. und Gründer des Schmerztherapeutischen Kolloquiums 1995 in Passau.

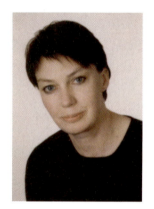

Dr. rer. nat. Anita Schweiger (45) ist Diplom-Biologin und seit 1994 Medizinjournalistin. Seit 2000 arbeitet sie als Redakteurin und Herausgeberin einer onkologischen Fachzeitschrift. Ihre Interessensschwerpunkte sind die Entwicklung der Schmerztherapie, Frauengesundheit, biotechnologische Forschung im Bereich der Krebstherapie sowie naturheilkundliche und manuelle Therapien und ihre Einsatzmöglichkeiten.

Dr. med. Robert Reining
Dr. rer. nat. Anita Schweiger

Endlich weniger
Schmerzen

- Ihre Schmerzen besser verstehen
- Schritt für Schritt: chronische Schmerzen verlernen
- Bekannte und neue Therapien: Was sie wirklich leisten

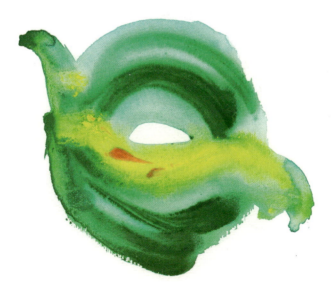

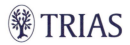

Inhalt

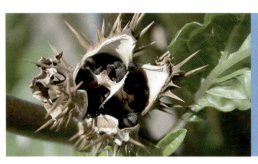

Schmerz verstehen

Vorwort Dr. Marianne Koch — 9
Vorwort der Autoren — 10

Schmerz – was ist das eigentlich? — 14

Wie entsteht Schmerz? — 15
- Grundprinzipien der Nervenfunktion — 15
- Das periphere Nervensystem — 18
- Das Rückenmark: Sortierstation und Stellwerk — 21
- Der Thalamus – Bewusstsein und Schmerzwahrnehmung — 23
- Das ZNS: Schaltzentrale und Schmerzmodulator — 24

Chronischer Schmerz — 26
- Die drei Teufelskreise — 26
- Der Verlust der zentralen Schmerzhemmung — 27
- Der »spinale Crosstalk« — 28
- Kurzschlüsse zwischen Neuronen — 29
- Das Schmerzgedächtnis der Nervenzellen — 30
- Die Rolle des vegetativen Nervensystems — 31

Seelische Schmerzursachen — 33
- Depression als Begleiterscheinung — 33
- Psychogener Schmerz — 34

Schmerzen des älteren Menschen — 38

Schmerzen bei Kindern — 40

Schmerz richtig behandeln — 42
- Voraussetzungen und Hindernisse — 42
- Kennzeichen einer guten Schmerztherapie — 44
- Ziele der Schmerztherapie — 45
- Schmerzmessung — 46

Stellen Sie sich Ihrem Schmerz — 50

Häufige Schmerzbilder

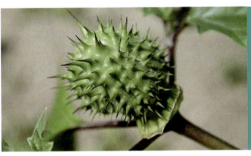

Nozizeptorschmerz	55
Rückenschmerzen	56
Arthroseschmerzen	67
Nacken-Schulter-Armschmerzen	72
Rheumaschmerzen	74
Osteoporose	76
Myofaszialer Schmerz (lokaler Muskelschmerz)	78
Periphere arterielle Durchblutungsstörung (PAVK)	80
Kopfschmerz	83
Migräne	83
Spannungskopfschmerz	85
Cluster-Kopfschmerz	86
Kopfschmerz in Verbindung mit Schädel-Hirn-Trauma	87
Medikamenten-induzierter Kopfschmerz	88
Neuropathische Schmerzen	90
Diabetische Polyneuropathie	91
Restless legs (unruhige Beine)	92
Morbus Sudeck	93
Engpass-Syndrom	95
Trigeminusneuralgie	98
Gürtelrose (Herpes Zoster)	100
Zentraler neuropathischer Schmerz = Thalamusschmerz	101
Fibromyalgie	103
Phantomschmerz	106
Stumpfschmerz	108
Mund- und Gesichtsschmerz	109
Übertragener Schmerz (Head-Zonen)	110
Schmerz ohne körperlich begründbare Ursache	111
Atypischer Gesichtsschmerz	111
Der chronische Bauchschmerz	113

Inhalt

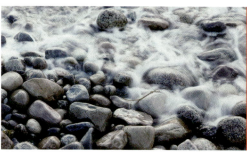

Medikamentöse Schmerztherapie

Lokalanästhetika	116
Nicht-Opioide	119
▪ NSAR – nichtsteroidale Antirheumatika	119
▪ Nicht saure, antipyretische Analgetika	120
▪ COX–2-Hemmer oder Coxibe	122
▪ Rein analgetisch wirkende Nicht-Opioide	123
Opioide	124
▪ Schwach wirkende Opioide	126
▪ Stark wirkende Opioide	126
Co-Analgetika	132
▪ Unterstützung der Schmerzmittel	132
▪ Behandlung der Nebenwirkungen	133
▪ Bisphosphonate	134
Neue Substanzen	135
▪ Dronabinol	135
▪ Ketamin	137
▪ Memantine	137
▪ Triptane	137
Plazebos und ihre Wirkung	140

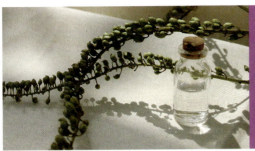

Nicht medikamentöse Schmerztherapie

Bleiben Sie aktiv – treiben Sie Sport	144
▪ Bewegungstherapie – Walking	144
Ändern Sie Ihr Verhalten	146
▪ Ernährung und Schmerz	146
▪ Verhaltenstherapie	149
▪ Biofeedback	152
▪ Autogenes Training und progressive Muskelrelaxation	154
▪ Hypnose	156
▪ Selbsthypnose	157
Lassen Sie sich verwöhnen	158
▪ Manuelle Medizin – Chirotherapie	158
▪ Massage	159
▪ Balneotherapie (Bädertherapie)	160
▪ Wärme- und Kälteanwendung	162
Reizen Sie Ihren Körper	164
▪ TENS (Transkutane elektrische Nervenstimulation)	164
▪ Akupunktur	166
▪ Segmenttherapie = Neuraltherapie	167
▪ Elektrotherapie	168
▪ Elektrische Stimulation am Rückenmark	168
▪ Ultraschall	169
Auch Pflanzen können helfen – Phytotherapie	170
▪ Weide	170
▪ Teufelskralle	171
▪ Goldrutenkraut	171
Äußerlich angewandte Therapeutika	173
▪ Capsaicin	173
▪ Lokalanästhetika	174
Neurochirurgische Eingriffe	175
Nicht evaluierte Methoden – Alternative Verfahren	176
▪ PST	177
▪ Ultraviolettbestrahlung des Blutes und hämatogene Oxidationstherapie (HOT)	177
▪ Sauerstoff-Mehrschritt-Therapie (SMT)	178
▪ Chelat-Therapie	179
▪ Bioresonanztherapie	179
▪ Homöopathie	180

Inhalt

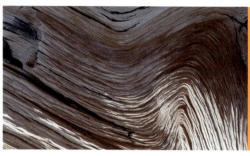

Häufige Fragen

Häufige Fragen von Schmerzpatienten 184

Ihre Rechte als Schmerzpatient 187

Adressen und Anlaufstellen 190

Überregionale Organisationen 190

Schmerzambulanzen 192

Literatur 201

Register 202

Vorwort von Dr. Marianne Koch

Liebe Leserinnen, liebe Leser,

Schmerzen, vor allem Schmerzen, die ständig vorhanden sind oder immer wiederkehren, sind eine furchtbare Last für die betroffenen Menschen. Sie beeinflussen ihr persönliches und berufliches Leben, sie gefährden die Beziehungen zu ihren Mitmenschen und zerstören, oft genug, ihre sozialen Bindungen, ihre Lebensqualität und letztlich ihre Persönlichkeit.

15 Millionen Menschen leiden in unserem Land an Schmerzen, ein Viertel davon an chronischen schweren Schmerzzuständen, die ein normales Leben unmöglich machen. Die Tragödie dieser Patienten und Patientinnen ist umso größer, als die Ärzte heute äußerst wirksame Methoden haben, solche Schmerzen zu lindern und oft sogar ganz zu beseitigen. Vor allem aber haben sie die Möglichkeit, akute Schmerzen so wirksam zu behandeln, dass sich daraus kein chronisches Leiden entwickelt. Schmerz ist heute also kein unausweichliches Schicksal mehr.

Die Deutsche Schmerzliga freut sich, dass den Autoren ein so sachkundiges und gut verständliches Buch gelungen ist. Es geht darin um Informationen, durch die Sie zu »mündigen Patienten« werden und Ihre Rechte auf eine wirksame Behandlung einfordern können. Es geht um die vielen unterschiedlichen Formen von Schmerz und deren jeweilige Therapiemöglichkeit. Es geht darum, Sie zum »Spezialisten Ihres Schmerzes« werden zu lassen und dadurch Ihrem Arzt zu helfen, Ihnen zu helfen.

Es geht darum, dass Sie endlich wieder Lebensfreude empfinden können.

Sollten noch Fragen offen bleiben, dann freuen wir uns, wenn Sie sich an uns, die Schmerzliga, wenden.

Mit herzlichen Wünschen!

Ihre
Dr. med. Marianne Koch
Präsidentin der Deutschen
Schmerzliga e. V.

Vorwort der Autoren

Wir stehen an Ihrer Seite

Stellen Sie sich vor, sie leiden schon seit langer Zeit an schweren Schmerzen, aber keiner glaubt Ihnen. Dann könnte es sein, dass Sie zu jenen Menschen gehören, die an chronischen Schmerzen leiden. Eventuell geraten Sie an einen Therapeuten, der Ihnen sofort verspricht: »Alles kein Problem, das kriegen wir schnell in den Griff. Die Ursache kann nur in einem verbrauchten Wirbel oder an einer allgemeinen Vergiftung des Körpers liegen.« Ihr Weg führt Sie dann weiter zu mehr oder weniger umfangreichen Laboruntersuchungen, Röntgenaufnahmen, Ultraschallbildern, evtl. sogar zu einem »Zwischenstopp in der Röhre« (CT oder Kernspin).

Sie haben es vielleicht selten erlebt, dass sich jemand ausführlich über die Hintergründe Ihres Schmerzes, seine Entstehung, Ihre persönliche Situation und das, was der Schmerz aus Ihnen gemacht hat, informiert. Geschweige denn, dass sich jemand nach Ihrem direkten Umfeld, Familie, Beruf oder gar nach Ihrer Familiengeschichte erkundigt. Ist das Ergebnis der technischen Untersuchungen negativ, d. h. für Sie eigentlich positiv, weil sich alles im grünen Bereich bewegt, müssten Sie eigentlich erleichtert sein. Aber obwohl die Befunde Gesundheit anzeigen, fühlen Sie sich und sind Sie krank – denn Sie haben Ihre Schmerzen.

Vielleicht erinnern Sie sich, einem Ihrer vielen Untersucher, Begutachter, Richter, Krankenkassenmitarbeiter in die Augen geschaut zu haben. Was haben Sie dort entdeckt? Kein Verständnis, kein Mitgefühl und keine Erkenntnis um die komplizierte Entwicklung Ihrer chronischen Schmerzen.

Jetzt beginnen Sie mit dem Kampf gegen dieses Nichts. Sie beginnen den langen Weg, den Schmerz zu verstehen und etwas über den Schmerz zu lernen.

Genau dazu wurde das nachfolgende Buch verfasst, welches Ihnen das nötige Rüstzeug mitgeben soll, um den noch sicher folgenden Auseinandersetzungen mit Unverständnis und Nichtwissen begegnen zu können. Wir stehen an Ihrer Seite.

Fürstenzell/Regensburg,
im April 2006

Dr. med. Robert Reining
Dr. Anita Schweiger

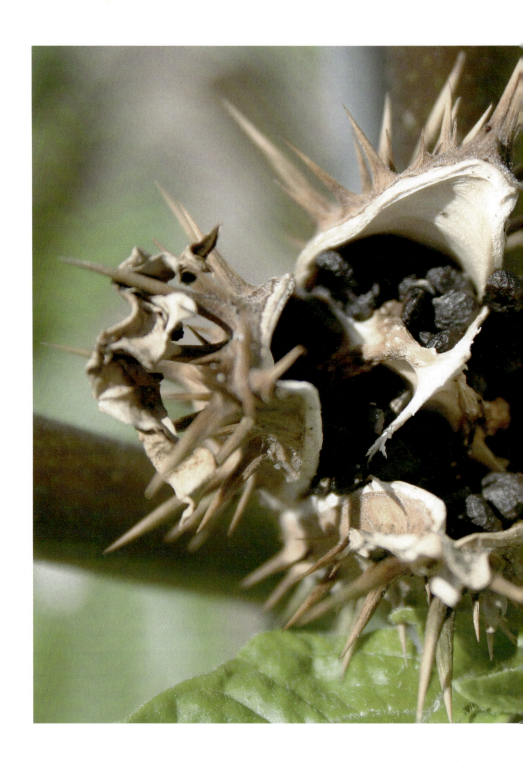

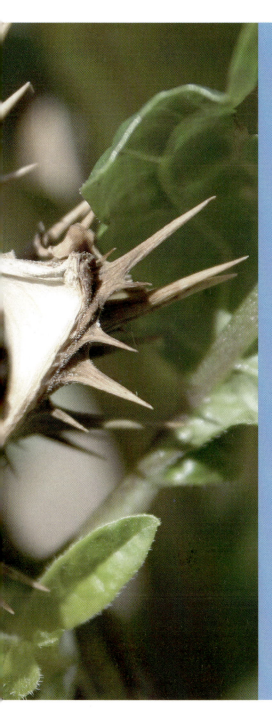

Schmerz verstehen

Nur wer den Schmerz versteht, kann auch Strategien entwickeln, die dabei helfen, mit dem Schmerz umzugehen und mit ihm zu leben.

Schmerz verstehen

Schmerz – was ist das eigentlich?

»Schmerz ist eine unangenehme Sinneserfahrung, die mit einer Gewebeschädigung einhergeht oder einer solchen gleichgesetzt wird«, so lautet die offizielle Definition der Weltgesundheitsorganisation (World Health Organization, Abk. WHO) für den Schmerz. Zwei Begriffe in dieser Definition verdienen besondere Aufmerksamkeit. Sie helfen dabei zu verstehen, was Schmerz eigentlich ist.

Zunächst der Begriff »Erfahrung«. Er macht sofort klar, dass komplexe Leistungen des Gehirns und aller dazugehörenden Nervenstrukturen notwendig sind, damit man Schmerz als solchen überhaupt erlebt und darauf regieren kann. Ein Beispiel: Sie berühren mit Ihren Fingern die heiße Herdplatte. Was passiert? Nervenendigungen in den Fingerspitzen nehmen das Signal »Hitze« auf und leiten es weiter, bis es schließlich im Gehirn als Schmerz wahrgenommen wird. Das Ergebnis kennen Sie: Blitzschnell ziehen Sie die Hand und damit die verbrannten Finger von der Gefahrenquelle weg und bringen sie in Sicherheit. Dies leuchtet als sinnvolle Maßnahme ein. Die Gefahr ist beseitigt und der Schmerz lässt dann auch endlich nach. Schmerz übernimmt also eine wichtige Warn- und Schutzfunktion für den Körper. Dies gilt jedoch nur für den akuten Schmerz, nicht für den chronischen Schmerz, von dem später noch die Rede sein wird.

Nun zum zweiten Teil der Definition: »… die mit einer Gewebeschädigung einhergeht oder einer solchen gleichgesetzt wird«. Dies besagt, dass Schmerz nicht unbedingt eine organische Ursache haben muss, sondern auch ohne eine Schädigung des Körpers vorhanden sein kann.

> **WICHTIG**
>
> Schmerz kann sich verselbstständigen und zu einer eigenständigen Krankheit werden, ohne dass eine Ursache zwingend vorhanden sein muss.

Wie entsteht Schmerz?

Eine der grundlegenden Funktionen des Nervensystems ist es, das Gehirn mit Informationen zu versorgen. Dafür ist ein Netzwerk von Zellen und Strukturen notwendig, die im ganzen Körper verteilt sind, Informationen aufnehmen, weiterleiten, verarbeiten und die passenden Antworten des Körpers einleiten. So ist es beispielsweise sinnvoll, möglichst schnell über auftretende Verletzungen zu informieren, am besten schon bevor ein Schaden entstehen kann. Die Grundbausteine des Nervensystems und seine Funktionen sollen hier kurz vorgestellt werden.

Grundprinzipien der Nervenfunktion

Das Nervensystem besteht aus einem Netzwerk von Nervenzellen. Diese Nerven haben einen Zellkörper mit Zellkern und viele Nervenzellfasern, darunter meist eine sehr lange Nervenzellfaser. Diese Nervenzellfasern enden in einer Verzweigung mit kleinen Endauftreibungen, die am Zellkörper einer nachfolgenden Nervenzelle anliegen. Die Verbindungsstelle zwischen diesen Endkölbchen und der nächsten Nervenzelle heißt Synapse.

Entlang der langen Nervenzellfasern werden Informationen in Form von elektrischen Impulsen weitergeleitet. Die Nervenleitung läuft aber nur innerhalb der Nervenzellfasern über elektrische Impulse ab. Beim Übergang von einer Nervenzelle zur nächsten, im Bereich der Synapsen, wird der Nervenimpuls mit Hilfe chemischer Überträgerstoffe (Botenstoffe, so genannte Neurotransmitter) weitergeleitet.

In den Endauftreibungen der Nervenzelle sind diese Botenstoffe in Bläschen eingeschlossen. Gelangt das elektrische Signal an den Endauftreibungen an, wandern die Bläschen mit dem Botenstoff zur Zellmembran und setzen den Botenstoff in den Spalt zwischen dem Endkölbchen und dem Zellkörper der nachfolgenden Nervenzelle (postsynaptischen Spalt) frei. Die angrenzende Nervenzelle besitzt Andockstellen, so genannte Rezeptoren, für diese Botenstoffe und wandelt das chemische Signal wieder in einen elektrischen Impuls um. Der Botenstoff

Schmerz verstehen

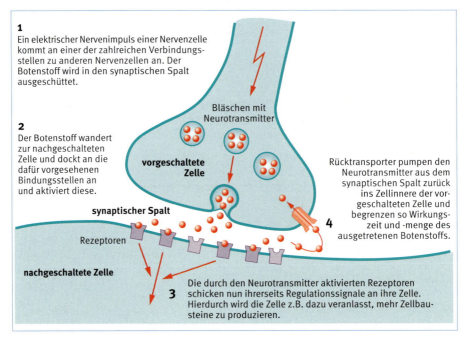

▲ Nervenzelle mit Synapse, synaptische Übertragung

verlässt den Rezeptor wieder und wird zerstört.

Insgesamt ist die Vernetzung der Nervenzellen noch viel komplizierter, da jede Nervenzelle nicht nur mit einer anderen, sondern mit einer Vielzahl von Nervenzellen vernetzt ist. Außerdem gibt es nicht nur Verbindungen, die ein Signal weiterleiten, sondern auch hemmende Synapsen, die eine Signalweiterleitung bremsen.

Damit ein elektrischer Impuls gebildet werden kann, muss an der Zellmembran eine Spannung aufgebaut werden. Dafür besitzen lebende Zellen die Natrium/Kalium-Pumpen, die aktiv unter Aufwendung von Energie Kaliumionen in die Zelle hinein und Natriumionen hinausbefördern. Neben den Natrium/Kalium-Pumpen gibt es auch Kaliumkanäle in der Membran. Durch sie verlassen die Kaliumionen die Zelle wieder. Dadurch entsteht ein Mangel an positiver Ladung im Zellinnern und an der Zellmembran baut sich eine Spannung auf. Ruhende Zellen haben negative Membranpotenziale. Nur Neurone und bestimmte Muskelzellen haben die

Fähigkeit elektrische Signale weiter zu leiten. Erreicht ein Reiz eine bestimmte Stärke, dann öffnen sich spannungsabhängige Ionenkanäle und Natrium fließt in die Zelle – das Membranpotenzial kehrt sich um, es wird depolarisiert. An der Stelle des Aktionspotenzials ist die Nervenfaser außen negativ und innen positiv geladen. Mit einiger Verzögerung öffnen sich auch Kaliumkanäle, Kalium strömt aus der Zelle hinaus und das Ruhemembranpotenzial baut sich wieder auf. Inzwischen hat sich aber das Aktionspotenzial entlang der Nervenfaser von einer Membranstelle auf die nächste Membranstelle ausgebreitet, weil Ausgleichsströme entlang der Nervenfaser fließen. Die Fortleitung der elektrischen Signale ist nur in eine Richtung möglich, da am Ort des vorherigen Aktionspotenzials die Faser erst nach einer gewissen Zeit wieder depolarisiert werden kann (so genannte Refraktärzeit). Die rasche Weiterleitung der Impulse entlang der Nervenfasern ist nur dank der Markscheide möglich, einer weißlichen Hülle aus Lipiden (fettähnlichen Substanzen), die wie eine Isolierschicht wirken.

Chemische, thermische oder mechanische Reize können einen Nervenimpuls auslösen. Wirken sie auf den Körper ein, dann setzen bestimmte Körperzellen Botenstoffe frei. Bei diesen Botenstoffen handelt es sich unter anderem um Entzündungsmediatoren wie Histamin aus den Mastzellen oder Prostaglandine aus den Fibroblasten. Die Schmerzmelder (Nozizeptoren) besitzen Empfänger (Rezeptoren) für diese Botenstoffe und binden diese. Ist der Reiz stark genug, so dass er für den Körper eine Schädigung darstellen könnte, wird der Reiz von

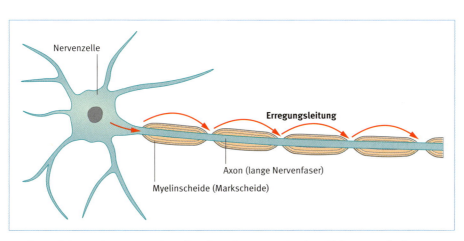

▲ Die Fortleitung eines Nervenimpulses kann immer nur in einer Richtung verlaufen.

den Nervenfasern der Nozizeptoren als elektrisches Signal zunächst zum Rückenmark, der ersten Umschaltstelle, weitergeleitet.

Von dort führt der Weg des Reizes in den Thalamus und – nach einer weiteren Umschaltung – in die Großhirnrinde, wo schließlich das Signal als Schmerz wahrgenommen wird. Für die Reaktionen auf schädigende oder drohende Verletzungen und akute Schmerzen ist das periphere Nervensystem zuständig.

Das periphere Nervensystem

Zum peripheren Nervensystem gehören alle Nerven und Nervenfasern, die außerhalb des Gehirns oder Rückenmarks liegen. Sie nehmen Signale von den äußeren Gewebsschichten (Peripherie) auf und leiten sie an das Gehirn weiter. Nerven, die von der Peripherie in das Gehirn ziehen, bezeichnet man als sensorische oder sensible Nerven. Diese so genannten afferenten Nervenfasern dienen der Reizaufnahme.

Umgekehrt ziehen Nerven vom Gehirn zur Peripherie. Hierbei handelt es sich vor allem um die motorischen Nerven. Diese efferenten Nervenfasern übermitteln die Antworten des Zentrums.

Das periphere Nervensystem muss auf all die vielfältigen Energieformen reagieren, die Verletzungen erzeugen können, zum Beispiel Hitze, mechanische und chemische Reize, und diese Informationen an das Zentrale Nervensystem (ZNS), also an das Gehirn und das Rückenmark, weiterleiten. Zu den notwendigen Informationen gehören auch Lokalisation und Stärke der Schädigung.

In der Haut liegen eine Reihe verschiedener Schmerzwarnsysteme. Hier gibt es hoch spezialisierte, sensible Nervenfasern, die an ihren Endigungen Rezeptoren besitzen, die auf das Gefühl für Kälte, Wärme oder Berührung reagieren. Entsprechend gibt es Fasern, die nur Wärme, Kälte oder Berührung weiterleiten. Diese Rezeptoren sitzen überall in der Haut, aber auch in den Eingeweiden, Muskeln, Blutgefäßen und Gelenken.

Die unterschiedlichen Rezeptoren an den Nervenendigungen haben dabei eine unterschiedliche Reizschwelle. Erst wenn diese Reizschwelle überschritten wird, das heißt, wenn das Signal stark genug ist, kommt es zur Weiterleitung des Signals an das Gehirn. Berührungsrezeptoren haben eine niedrige Reizschwelle und Schmerzrezeptoren eine höhere.

Eine hohe Reizschwelle bedeutet, dass die Rezeptoren für Schmerz erst auf stärkere Schädigungen oder Einflüsse reagieren, sie werden deshalb auch Nozizeptoren genannt (nocere = schädigen). Nozizeptoren sind also Schmerzmelder und Schmerzen, die von diesen Schmerzmeldern an das Gehirn übermittelt werden, bezeichnet man als Nozizeptorschmerz. Typische Nozizeptorschmerzen sind der Arthroseschmerz, durch Arthrose bedingte

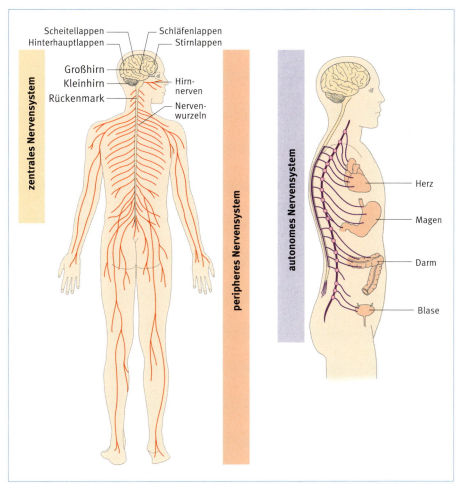

▲ Zum peripheren Nervensystem gehören alle Nervenzellen und Nervenbahnen außerhalb von Gehirn und Rückenmark.

Schmerz verstehen

Rückenschmerzen oder der Frakturschmerz.

Es gibt eine ganze Fülle von Substanzen, welche die Schmerzmelder beeinflussen. So setzen z. B. Verletzungen zahlreiche chemische Prozesse in Gang, die den Entzündungsprozess unterhalten oder beeinflussen.

Insbesondere der Nervenwachstumsfaktor (engl: nerve growth factor, Abk. NGF) scheint eine wichtige Rolle bei der Entzündung zu spielen. Eine geringe Menge dieser Substanzen reicht schon aus, um die Empfindlichkeit der Schmerzmelder (Nozizeptoren) zu steigern und der Mensch nimmt Schmerzen eher und stärker wahr. Gleichzeitig machen diese Stoffe die Gefäßwände durchlässiger und bewirken, dass die Blutgefäße enger werden.

Wird ein Nozizeptor stärker erregt, setzt er ein Neuropeptid frei, das »Substanz P« genannt wird. Substanz P erweitert die Blutgefäße sehr stark und macht die Gefäßwände durchlässiger. Als Folge davon erhöht sich die Gewebedurchblutung. Auch das steigert die Empfindlichkeit des Nozizeptors.

Ein weiterer Neurotransmitter, der für neurogene Entzündungen wie etwa bei dem Migräneschmerz verantwortlich gemacht wird, ist das »neuropeptide calcitonin gene-related peptide« (CGRP). Ein Gegenspieler (Antagonist) dieses Neuropeptids hat sich in einer Studie als wirksam in der Behandlung von Migräneattacken erwiesen.

Dieses komplizierte Wechselspiel der Wirkung chemischer schmerzauslösender Stoffe auf die Nozizeptoren ist höchstwahrscheinlich verantwortlich für viele Schmerzformen. Bisher sind aber noch nicht alle möglichen Folgen erforscht.

Sehr selten gibt es Menschen, die keine Schmerzen empfinden können. Bei Un-

WISSEN

Substanzen, die im Falle einer Schädigung freigesetzt werden:

- Kinine: z. B. Bradykinin (beteiligt an der Schmerzerzeugung)
- Eikosanoide: z. B. Prostaglandine, Leukotriene (Gewebshormone, die die Schmerzentwicklung beeinflussen), Thromboxan (spielt bei Entzündungsprozessen große Rolle)
- Biogene Amine: Serotonin, Histamin (Gewebshormone, die als Neurotransmitter wirken)
- Neuropeptide: z. B. Substanz P (Neurotransmitter bei Schmerzrezeptoren, Modulator bei Entzündungen)
- plättchenaktivierender Faktor
- Protonen: positiv geladene Elementarteilchen, z. B. H$^+$
- freie Radikale

tersuchungen einer Familie mit angeborener Unempfindlichkeit gegen Schmerzen fand man einen genetischen Defekt, der die normale Produktion des NGF unterdrückt. Immer wieder wurden vereinzelte Fälle von dieser so genannten Schmerzblindheit geschildert. Diese Menschen dienten nicht selten als Vorführobjekte von Schaustellern oder Wunderheilern, weil sie auch schwere Verletzungen wie Stiche oder Schnitte ohne Schmerzreaktion ertrugen. In früheren Zeiten litten sie sehr an den Folgen dieser Verletzungen (Infektionen, nachfolgenden Komplikationen) und starben meist früh.

Das Rückenmark: Sortierstation und Stellwerk

Das Rückenmark, ein kleinfingerdicker Strang wichtiger Nervenbahnen, ist im knöchernen Wirbelkanal eingeschlossen und stellt sozusagen die große »Autobahn« zwischen dem Gehirn und den Rückenmarksnerven dar. Es leitet teilweise mit hoher Geschwindigkeit Nervenimpulse vom Gehirn zur Peripherie und umgekehrt. Es enthält ein erstes dichtes Netzwerk von Millionen Nervenzellen und ihren Verbindungen. Betrachtet man das Rückenmark im Querschnitt, so erkennt man im Zentrum eine schmetterlingsförmige Gestalt, die als »graue Substanz« bezeichnet wird. In dieser grauen Substanz be-

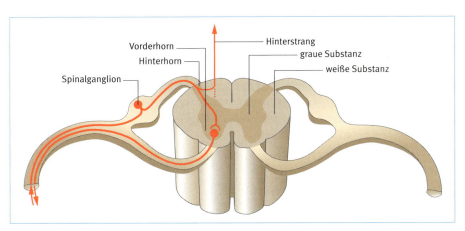

▲ Querschnitt durch das Rückenmark: Die schmetterlingsförmige Gestalt in der Mitte ist die graue Substanz. Sie enthält die Nervenzellkörper. Die umhüllende weiße Substanz enthält die auf- und absteigenden Nervenfasern.

Schmerz verstehen

finden sich Nervenzellkörper. Um diesen Schmetterling herum bestehen auf- und absteigende Fasersysteme, die als »weiße Substanz« definiert werden. Die weiße Substanz umhüllt die graue Substanz wie einen Mantel.

In der grauen Substanz des Rückenmarkes befindet sich das Hinterhorn. Es enthält sensible Nervenzellen. Empfindungen, die von der Haut (Schmerz, Temperatur, Berührung) kommen, werden hier umgeschaltet. Somit wird hier die Schmerzinformation sortiert und in das Gehirn weitergeleitet. Leider ist man heute noch nicht dazu in der Lage, die Funktion der einzelnen Strukturen genau zu entschlüsseln. Wichtig für das Verständnis der Funktionsweise des Hinterhorns ist, dass es als ein dynamisches System und nicht als »starres« System verstanden werden muss. Ein Reiz, der bei einer Gelegenheit als harmlos empfunden wird, kann zu ei-

> **WISSEN**
>
> ### Vier Modi des Rückenmarks
>
> - **Modus 1:** Ein ankommender Reiz führt zu einer definierten gleich bleibenden Antwort der sensiblen Nervenzelle. Dies ist der Normalfall.
> - **Modus 2:** Eine konstante Anzahl von eingehenden Impulsen führt zu einer erniedrigten Antwortrate. Der Reiz wird also unterdrückt. Eine derartige Unterdrückung der Reize auf Rückenmarksebene kann man mit Opiaten erzeugen, da sich im Hinterhorn des Rückenmarks zahlreiche Opiatrezeptoren befinden, von denen mittlerweile drei Typen identifiziert worden sind. Werden nun bei vorhandenen Schmerzen Opiate eingesetzt, dann verändern sie auf pharmakologische Weise den Modus der Opiatrezeptoren im Hinterhorn des Rückenmarks und unterdrücken damit die Schmerzweiterleitung. Die wirksamste Blockade gelingt hierbei bei Verwendung von Natriumkanalblockern. Ihre Existenz ist erst seit kurzer Zeit bekannt. Sie unterbrechen den Schmerzeinstrom.
> - **Modus 3:** Eine gleich bleibende Zahl von gleich bleibenden Reizen wird mit einer erhöhten Signalintensität am Ausgang beantwortet, der Reiz wird gebahnt (gefördert). Dieser Vorgang ist die Ursache für alle chronischen Schmerzen.
> - **Modus 4:** Die Schmerzempfindung bleibt nach einer Beschädigung der Nervenzelle bestehen. Hier kommt es zu einer Verbindung der Nervenzelle mit Nervenfasern mit einer hohen Nervenleitungsgeschwindigkeit (so genannten A-Fasern) und damit zu einer bleibenden Überempfindlichkeit, d. h. zu einer erhöhten Schmerzempfindlichkeit. Dieser Prozess liegt den chronischen neuropathischen Schmerzen zugrunde.

Wie entsteht Schmerz? | Schmerz verstehen

nem anderen Zeitpunkt bei gleicher Stärke zu schmerzhaften Wahrnehmungen führen.

Das Hinterhorn des Rückenmarks kann in vier Zustandsformen (Modi) operieren: im Kontrollmodus (Modus 1), im gedämpften Modus (Modus 2), im übererregbaren Modus (Modus 3) und im chronisch neuropathischen Modus (Modus 4). Hierbei kann die Zustandsform des Rückenmarks von der Peripherie und vom Rückenmark verändert werden.

Um einen Wechsel der Modi, z. B. von Modus 1 (normaler physiologischer Zustand) in Modus 3 (chronische Schmerzen) oder 4 (chronische neuropathische Schmerzen) von Beginn an möglichst zu vermeiden, müssen bisweilen präventive Schritte eingeleitet werden, die eine solche Entwicklung verhindern. Ein bekanntes Beispiel hierfür bildet die Spinalanästhesie z. B. zur Ausschaltung des Rückenmarks vor Amputationen.

Der Thalamus – Bewusstsein und Schmerzwahrnehmung

Seit Beginn des 20. Jahrhunderts wurde die Rolle des Thalamus, des so genannten Seehügels (Hauptteil des Zwischenhirns), in der Verarbeitung und Weiterleitung des Schmerzes langsam erkannt. Es besteht
- eine direkte Verbindung vom Rückenmark zum Thalamus (Traktus Spinothalmicus),
- eine direkte Verbindung zum Hirnstamm mit seinen vegetativen Regulationszentren sowie
- eine Verbindung zwischen Hypothalamus und Frontalhirn.

Die direkte Verbindung vom Hinterhorn zum Thalamus ist zuständig für die Schmerz- und Temperaturwahrnehmung. Hierbei kreuzen die einführenden aufsteigenden (afferenten) Fasern vom Rückenmark auf die jeweilige Gegenseite. Dort werden alle Informationen gesammelt, miteinander verschaltet und verarbeitet, bevor sie der Großhirnrinde zugeleitet und dort zu bewussten Empfindungen umgewandelt werden. Aus diesem Grunde wird der Thalamus auch als das »Tor zum Bewusstsein« bezeichnet.

Die rechte Großhirnhemisphäre ist mehr für die emotionale Wahrnehmung zuständig als die linke. Es gibt einige Studien, die eine Verschiebung (Lateralisierung) der Schmerzverarbeitung auf die linke Seite bei Rechtshän-

Schmerz verstehen

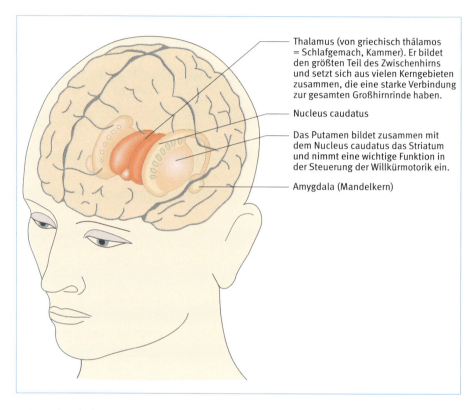

▲ Lage des Thalamus im Gehirn.

dern und auf die rechte Seite bei Linkshändern annehmen. Auch im Frontalhirn scheint eine Lokalisierung stattzufinden, chronische Schmerzen werden nach rechts verlagert. Hier finden auch die Gedächtnisleistungen statt, zum Beispiel der Vergleich mit früher erlebten Schmerzen.

Das ZNS: Schaltzentrale und Schmerzmodulator

Das Verhältnis von erfahrener Schmerzstärke und der Stärke des Reizes ist nicht immer gleich, sondern hängt von Wachsamkeit, Aufmerksamkeit und Erwartung ab. Beispielsweise werden Verletzungen im Rahmen eines athletischen Wettkampfes oft als nicht schmerzhaft wahrgenommen. Unter anderen Umständen aber können die gleichen Verletzungen als äußerst schmerzhaft empfunden werden. Daraus ergibt sich logischerweise die Schlussfolgerung, dass wenn wir unsere Aufmerksamkeit auf eine Ablenkung richten, wie z. B. einen Wettkampf, Schmerzen lediglich in abgeschwächter Form verspürt werden.

Wahrscheinlich dient dieses Verhalten dazu, Schmerzreflexe zu unterdrücken, um so dem Verletzten die Möglichkeit zur Flucht zu eröffnen und damit sein Überleben zu sichern.

Man kann diesen Mechanismus auch gezielt nutzen, um von Schmerzen bewusst abzulenken, indem man die Aufmerksamkeit auf etwas anderes lenkt – zum Beispiel auf Musik oder ein Gespräch.

Wie funktioniert dieser Mechanismus? Bestimmte Hirnzonen sind in der Lage, Endorphine und Enkephaline freizusetzen. Dies sind Moleküle, die den in der Natur vorkommenden Opiaten sehr ähnlich sind und die Weiterleitung von Schmerzinformationen blockieren. Dicht neben den Nervenfasern für Schmerzen sitzen auch die Fasern für Gefühle, für Emotionen. Diese senden ein Signal aus und beruhigen damit die schmerzleitenden Nerven. In diesem Schaltkreis werden dann die Endorphine freigesetzt, welche Schmerzneurone im Rückenmark hemmen. Das Zentrale Nervensystem ist also in der Lage, Schmerzen zu hemmen.

Chronischer Schmerz

Ganz anders als beim bisher behandelten akuten Schmerz stellt sich die Situation beim chronischen Schmerz dar, z. B. dem chronischen Rheumaschmerz. Hier hat der Schmerz seine Warn- und Schutzfunktion verloren. Er wird zu einem eigenständigen Krankheitsbild.

Abgrenzung von akutem und chronischem Schmerz

Kriterium	Akuter Schmerz	Chronischer Schmerz
Dauer	In der Regel kurz	Länger als 6 Monate
Funktion	Warnfunktion, Hinweis auf Ursache	Keine Warnfunktion
Reaktion	Schonung	Bewältigung (leben mit dem Schmerz), Bekämpfung oder Versinken in Depression, Resignation
Auslöser	Verletzungen, Entzündungen, Fehlhaltung	Loslösung von auslösenden Ursachen, Hinweise auf Grunderkrankungen fehlen oft, Schmerz als eigentliches Krankheitsbild

Die drei Teufelskreise

Damit aus einem akuten ein chronischer Schmerz wird, ist ein permanenter Schmerzeinstrom über längere Zeit, in der Regel länger als sechs Monate, erforderlich. Drei aufeinander folgende Prozesse führen zur Chronifizierung:

- Unter dem Trommelfeuer der Schmerzimpulse reagiert das Nervensystem, indem es Schmerzbotenstoffe in der Peripherie ausschüttet. Diese führen entlang der Nervenfasern zu einer Entzündung. Der erste Teufelskreis beginnt: Schmerz führt zu Entzündung, die wiederum Schmerz erzeugt.
- Gleichzeitig wird die Nervenzelle für bestimmte Ionen (elektrisch geladene Teilchen) durchlässiger. Dadurch gelangen mehr schmerzfördernde Botenstoffe in die Nerven-

Chronischer Schmerz　Schmerz verstehen

zelle. Ein zweiter Teufelskreis hat sich aufgetan.

- Jetzt werden Zentren des Gehirns andauernd mit üblen (schlechten und schmerzhaften) Informationen aus der Peripherie überschüttet. Das führt zu einem Stimmungsabfall und auf längere Zeit zu einer Depression. Die hat zur Folge, dass ein wichtiger Glücksbotenstoff – das Serotonin – in seinem Spiegel absinkt. Serotonin hat aber einen hemmenden Einfluss auch auf die Schmerzausbreitung: Der nächste Teufelskreis ist eröffnet.

Nicht jeder akute Schmerz mündet in eine Chronifizierung. Woran es nun liegt, dass bei manchen Menschen der Weg in die Chronifizierung führt, bei anderen nicht, ist nicht endgültig geklärt. Fest steht jedoch: der chronisch Schmerzkranke trägt keine Schuld an seiner Schmerzkrankheit. Es ist vielmehr sein Schicksal, so reagieren zu müssen.

Der Verlust der zentralen Schmerzhemmung

Angenommen, Ihr Schmerz hat sich chronifiziert, dann reagieren Sie immer empfindlicher auf neue Schmerzreize. Im Extremfall kommt es zu einer Hyperalgesie – einer verstärkten Schmerzwahrnehmung oder Überempfindlichkeit auf äußere Reize. Jede Gewebsverletzung löst eine Kaskade von Ereignissen aus und kann dazu führen. Dabei wird die Ansprechbarkeit der Nozizeptoren erhöht. Es findet eine Sensibilisierung statt, ähnlich einer Allergie, in der winzigste Mengen eines Allergens (z. B. Pollen) ausreichen, um eine allergische Reaktion mit asthmatischen Beschwerden, Juckreiz, Hautrötung etc. herbeizuführen.

Wie eingangs beim akuten Schmerz beschrieben, leiten sensible Nerven des peripheren Nervensystems ein Schmerzsignal erst an das Gehirn weiter, wenn der äußere Reiz so stark ist, dass eine Schädigung des Gewebes zu befürchten ist.

Ganz anders stellt sich die Situation beim chronischen Schmerz dar: bei chronischer Schmerzreizung steigt die Entladungsfrequenz der Zelle auf gleiche Reize stetig an. Gleichzeitig sinkt die Wahrnehmungsschwelle der Nervenfasern. Das heißt: Die Nervenfasern entladen bereits bei unterschwelligen (geringfügigen) Reizen und melden den Reiz als Schmerzreiz weiter. Jetzt ist schon das Streichen mit einem Wattebausch über die sensibilisierte Zone schmerzhaft. Entsprechendes gilt für Kälte- und Wärmereize und auch chemische Reize.

Schmerz verstehen

Aber auch andere Rezeptortypen, die unter normalen Umständen Berührung melden, können jetzt Schmerzsignale weitergeben. Hierfür werden Schmerzneurone im zentralen Nervensystem – also im Gehirn – verantwortlich gemacht, die mechanische Reize, die von außen kommen, nicht mehr hemmen. Deshalb findet die Sensibilisierung nicht nur in der betroffenen (verletzten) Region statt, sondern auch in der nicht betroffenen Umgebung. Das heißt – auch die Berührung in der Umgebung der verletzten Region verursacht schon Schmerz. Patienten mit einer Fibromyalgie werden sich bei der Schilderung dieser Schmerzart wahrscheinlich wieder erkennen und tatsächlich nimmt man an, dass der Verlust der zentralen Schmerzhemmung die Ursache der Fibromyalgie (siehe S. 103) ist.

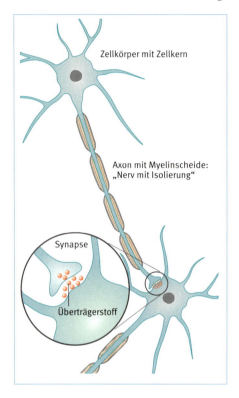

◀ Aufbau einer Nervenzelle aus einem Zellkörper und mehreren Fortsätzen, durch die die Erregung weitergeleitet wird

Der »spinale Crosstalk«

Häufig wird die Frage gestellt, warum der Schmerz von der ursprünglich kranken auf die gesunde Seite wechseln kann. Da in dem gesamten Nervennetzwerk des Körpers ein andauernder Austausch von Informationen stattfindet, kann es vorkommen – und das ist häufig der Fall – dass die primär begrenzte schmerzhafte Zone des Körpers sich nicht nur ausdehnt, sondern manchmal auch auf die Gegenseite übergreift.

Veränderungen an Nervenzellen im Rückenmark findet man mitunter bereits nach einem ein- bis zweiwöchigen ständigen Schmerzreiz – und zwar nicht nur an der Stelle, die gereizt wurde, sondern auch auf der Gegenseite. Dieser Vorgang wird als »spinaler Crosstalk« bezeichnet und lässt sich durch einen Kurzschluss auf Rückenmarksebene erklären. Damit wird z. B. klar, warum ein Patient mit einem so genannten Tennisellenbogen gelegentlich über Schmerzen in beiden Ellenbogen klagt.

Das ständige miteinander Kommunizieren der Nervenzellen auf der Rückenmarksebene erklärt auch, weshalb mit der Behandlung der gesunden Seite auch die andere, kranke Seite geheilt wird. Das macht man sich zum Beispiel bei der Behandlung der Trigeminusneuralgie zu Nutze. Oft ist der Gesichtsschmerz so heftig, dass der Patient nicht die geringste Berührung der kranken Seite ertragen kann. Deshalb beginnt der Therapeut z. B. mit einer Akupunktur zuerst an der gesunden Gesichtshälfte. Da die Nervenzellen untereinander in Verbindung stehen, gelangt die Information auch auf die kranke Seite.

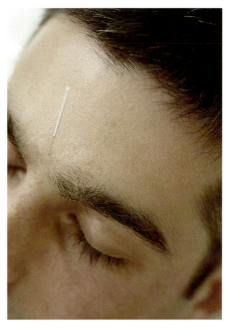

▲ Akupunktur kann bei einer Trigeminus-Neuralgie helfen.

Kurzschlüsse zwischen Neuronen

Manche Schmerzpatienten haben vielleicht schon die Erfahrung gemacht, dass ein bestimmte, alltäglich Bewegung heftigste Schmerzen in einer bestimmten Körperregion auslöst. Wie ist das zu erklären?

Ähnlich einer Telefonleitung, die nach einer Trennung die Informationen nicht mehr leiten kann, sollten durchtrennte Nervenfasern eigentlich jede Empfindung unterbrechen. Oft ist aber genau das Gegenteil der Fall. Das liegt unter anderem daran, dass es bei Nervenverletzungen zu ausufernden Warnungen zwischen Nervenzellen außerhalb des normalen Pfades kommt – zu einem so genannten »Cross-talk« oder Kurz-

Schmerz verstehen

schluss. Da diese Neuronen meist ganz unterschiedliche Funktionen haben, kann es sein, dass ein Cross-talk zwischen motorischer Aktivität eines Motorneurons und Schmerzimpulsen eines sensiblen Neurons entsteht. Beispielsweise wird, wenn man den rechten Arm hebt, ein so genanntes Motorneuron im Rückenmark aktiv und sendet Signale. Diese Signale können auf ein sensibles Neuron überspringen, das aber jetzt an das Gehirn das Signal »Schmerz« meldet. Eine einfache Bewegung wird so in ein Schmerzsignal umgewandelt. Auch an der Körperoberfläche sind solche Kurzschlüsse zwischen Schaltstellen (Synapsen) benachbarter Neurone möglich.

Dabei werden sensible Neuronen möglicherweise übererregbar und führen zu Kurzschlussentladungen. Dies geschieht über eine Veränderung der Ionenkanäle, insbesondere scheint Natrium hierbei eine wesentliche Rolle zu spielen. Natriumkanäle werden vermehrt gebildet und führen dann zu einer Übererregbarkeit der Nervenzellen. Natriumkanäle sind Ionenkanäle, die eine selektive Leitfähigkeit für Natrium-Ionen aufweisen. Durch die Übererregbarkeit kommt es auch zu einer zentralen Sensibilisierung bis hin zur Allodynie: Hier werden leichteste Berührungen als Schmerz wahrgenommen.

Das Schmerzgedächtnis der Nervenzellen

Wichtig für das Verständnis chronischer Schmerzen in den letzten Jahren war die Erkenntnis, dass für einen empfundenen Schmerz nicht unbedingt eine körperliche Ursache vorhanden sein muss, sondern dass der chronische Schmerz auch nach der Beseitigung der körperlichen Ursache weiter bestehen kann. Der Schmerz verselbständigt sich, was mit dem so genannten »Schmerzgedächtnis« der Nervenzellen begründet werden kann. Prasseln ständig Reize auf die Nervenzellen ein, so erhöht sich der Glutamatrezeptor-vermittelte Kalziumeinstrom in die Nervenzellen. Daraufhin laufen eine Reihe von Prozessen im Inneren der Nervenzelle ab, die diese verändern. Schließlich wird sie auch spontan ohne jeglichen äußeren Reiz aktiv und liefert an das Zentralnervensystem die Information »Schmerz«. Der Schmerz ist zu einem eigenen Krankheitsbild geworden.

Die Rolle des vegetativen Nervensystems

Der menschliche Körper besitzt zwei Nervensysteme: das somatische und das vegetative Nervensystem. Während das somatische Nervensystem größtenteils der willkürlichen Kontrolle unterliegt, können wir das vegetative Nervensystem nicht bewusst steuern. Es wird deshalb auch autonomes Nervensystem genannt. Es regelt Körperfunktionen wie z. B. Atmung, Verdauung, Stoffwechsel und Wasserhaushalt.

Nun gibt es aber auch bestimmte Schmerzarten, bei denen die Schmerzrezeptoren unter dem Einfluss des vegetativen Nervensystems stehen. Diese Schmerzarten werden dann als »vegetativ unterhaltener Schmerz« (engl. sympatheticaly maintained pain, Abk. SMP) bezeichnet.

Ein Beispiel für diesen vegetativ unterhaltenen Schmerz ist »Morbus Sudeck«, an dem ein Teil der Patienten mit chronischer Arthritis, akutem Herpes zoster, Weichteilverletzungen und stoffwechselbedingten Nervenerkrankungen (z. B. Diabetes mellitus) erkrankt. Dabei handelt es sich um Störungen des Nervensystems an den Armen und Beinen. Die Erkrankung beginnt an Fingern oder Zehen mit Ödembildung, Störung der Hautdurchblutung und der Schweißsekretion sowie mit Schmer-

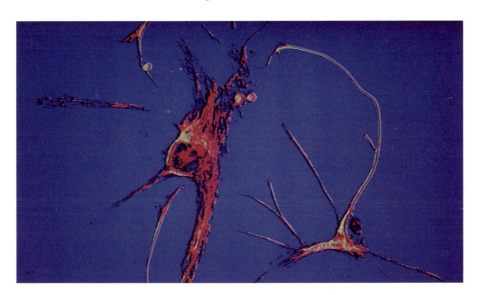

▲ Nervenzellen

Schmerz verstehen

zen und breitet sich dann weiter aus. Der Schmerz sitzt tief, ist diffus und lässt sich oft durch Hochhalten der Arme oder Beine lindern.

Ein weiterer vegetativ unterhaltener Schmerz ist der Thalamusschmerz, ein zentraler Schmerz, der sich aus einer akuten Schädigung des Zentralnervensystems entwickelt (z. B. nach Hirnblutung, Schlaganfall). Dass das vegetative Nervensystem auch bei dieser Schmerzart einen Einfluss nimmt, lässt sich an der vermehrten Schweißsekretion an der betroffenen Region nach einer körperlichen Anstrengung erkennen.

Grundsätzlich ist das vegetative Nervensystem bei allen entzündlichen Veränderungen von Bedeutung. Dies gilt auch für die oben beschriebenen Entzündungsvorgänge im chronischen Schmerzbereich der peripheren Nervenfasern.

Vielleicht erklärt dieser Einfluss des vegetativen Nervensystems auf den Schmerz auch, weshalb autogenes Training oder Selbsthypnose schmerzlindernd wirken können.

> **PRAXISTIPP**
>
> **Meine Erfahrung**
>
> Auch ich litt an einem Thalamusschmerz. Meine betroffene Körperseite war nach dem Training auf dem Fahrradergometer jedes Mal schweißgebadet, während sich auf der anderen, nicht betroffenen Seite des Körpers kein Schweißtropfen bildete. Diese Schweißsekretion wird vom vegetativen Nervensystem geregelt.

Seelische Schmerzursachen

Veränderungen der Psyche gehören zum Alltag chronischer Schmerzpatienten. Aber auch ein rein seelischer Schmerz kann einen organischen Schmerz auslösen.

Depression als Begleiterscheinung

Häufigste psychische Veränderung ist die Depression. Man schätzt, dass zwischen 30 bis 60 Prozent der chronischen Schmerzpatienten gleichzeitig unter einer Depression leiden. Depressive Symptome wie Ängstlichkeit, Verzweiflung etc. können die Schmerzen verschlimmern. Entsprechend wichtig ist es, die Behandlung chronischer Schmerzpatienten mit Depressionen oder Angststörungen medikamentös und verhaltenstherapeutisch auszurichten. Eine Depression gibt sich an bestimmten Merkmalen zu erkennen (siehe Kasten).

Falls Sie bei sich Anzeichen einer Depression feststellen, so informieren Sie Ihren Arzt unbedingt darüber. Nur wenn er über Ihre Beschwerden informiert ist, kann er handeln. Die Therapie der Depression lindert auch die Schmerzen.

Behandlungsansätze können sein:
- Medikamente (Antidepressiva)
- Lichttherapie
- Schlafentzugsbehandlung
- Psychotherapie

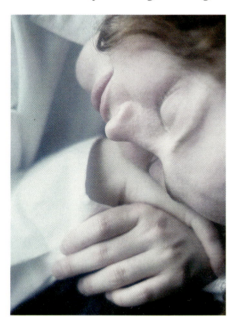

▲ Patienten mit chronischen Schmerzen werden oft zusätzlich von Depressionen geplagt.

> **WISSEN**
>
> **Charakteristische Merkmale einer depressiven Störung sind:**
>
> - Depressive Stimmung, die länger als gewöhnlich anhält
> - Interessensverlust, keine Lust auf Gesellschaft
> - Antriebslosigkeit, Rückzug
> - häufig auch Verlust des Selbstvertrauens
> - Gedankenkreisen (man hat immer wiederkehrend die gleichen Gedanken)
> - Vermindertes Denk- und Konzentrationsvermögen
> - Appetitverlust
> - Schlafstörungen

Unbehandelt hat eine Depression ein hohes Rückfallrisiko, Zudem können auch andere psychische Störungen wie z. B. Angststörungen oder Suchterkrankungen auftreten. Alkohol beispielsweise scheint kurzfristig Linderung zu bringen, längerfristig verschlimmert er die Situation jedoch sehr.

Eine bestehende Depression muss immer mitbehandelt werden, wenn eine Schmerztherapie erfolgreich sein soll. Nur so gelingt es, den Teufelskreis der gegenseitigen Verstärkung und Verschlimmerung von Depression und chronischen Schmerzen zu durchbrechen.

Psychogener Schmerz

Neben diesen Störungen, die als Begleiterscheinung einer Schmerzerkrankung auftreten, gibt es auch den rein seelischen Schmerz (psychogener Schmerz). So wie organische Schmerzen zu psychischen Veränderungen führen können, ist das menschliche Gehirn auch in der Lage, körperliche Schmerzen zu erzeugen, selbst wenn gar keine körperliche Verletzung vorhanden ist. Das erklärt, warum rund die Hälfte aller Patienten mit einer Depression körperliche Schmerzen haben. Diese körperlichen Schmerzen, häufig im Bauchraum oder durch Muskelverspannungen hervorgerufene Schmerzen im Rückenbereich, sind oft das erste Symptom, noch bevor sich die Depression an den typischen Merkmalen zu erkennen gibt. Der seelisch bedingte oder psychogene Schmerz ist genau so real wie andere Schmerzen. Körperliche Schmerzen können sich auch einstellen, wenn seelischer Schmerz, zum Beispiel Trauer oder Aggressionen, verdrängt wird. Der Körperschmerz kann zu einer Art Schutzpanzer werden, indem der seelische Schmerz, den man nicht benennen will oder kann, dahinter verborgen wird. Durch diese Prozesse können bestehende Schmerzen verstärkt werden, objektiv feststellbare Organschäden bewirkt werden oder Schmerzzustände entstehen, denen keine organische Störung zugeordnet werden kann. Verschiedene Mechanismen führen zu derartigen Schmerzen:

Schmerz schafft Aufmerksamkeit. Ein chronischer Schmerz kann von der Psyche unterhalten bzw. gefördert werden. Eine große Rolle dabei spielt die Schmerzbewertung, die wir von außen erfahren. Stellen Sie sich vor – jedes Mal wenn Sie über Kopfschmerzen klagen, erfahren Sie von Ihrem Partner Mitgefühl, er/sie nimmt Ihnen die Hausarbeit ab und wendet sich Ihnen zu. Sie haben also die volle Aufmerksamkeit, die Sie im normalen Alltag nicht haben. Das kann dazu führen, dass Sie häufiger Kopfschmerzen bekommen, nämlich immer dann, wenn Sie sich nach mehr Aufmerksamkeit sehnen.

Schmerzen betreiben einen Teufelskreis. Nehmen Sie an, Sie arbeiten immer bis an die Schmerzgrenze, bis Sie wirklich nicht mehr können. Dann zwingen die Schmerzen zur Schonung. Das Ausruhen lindert den Schmerz, diese Schmerzlinderung erfahren Sie als Belohnung. Das Sich-nicht-Bewegen wird als angenehm empfunden, das Sich-Bewegen wird zunehmend gefürchtet. Auf die Art und Weise können Sie in einen Teufelskreis hinein geraten. Bewegung wird immer mehr gemieden, Sie nehmen eine Schonhaltung ein, Muskeln erschlaffen, Sehnen verkürzen und der Schmerz nimmt immer weiter zu, weil untrainierte Muskeln noch schneller schmerzen.

Schmerzen können in die Sucht führen. Die Einnahme von Medikamenten lindert den Schmerz (Belohnung) und das verführt dazu, häufiger und früher Medikamente einzunehmen. Verstärkt wird dieses Verhalten wiederum von äußeren Faktoren. Stellen Sie sich vor, Sie bekommen Kopfschmerzen, weil Sie Stress in der Arbeit haben. Sie können das Pensum nicht bewältigen und Ihr Chef ist unzufrieden (Bestrafung). Sie nehmen Medikamente gegen den Kopfschmerz, der Schmerz lässt nach (Belohnung), Sie erledigen Ihre Arbeit, Ihr Chef ist hoch zufrieden (Belohnung).

Auch Schmerzmittel, mit denen man versucht Schmerzen zu lindern, können dazu führen, dass ein Schmerz chronisch wird. Dies gilt besonders bei Einnahme von Schmerzmitteln gegen Kopfschmerz (s. Seite 88).

> **WICHTIG**
> Alle Kopfschmerzmittel können selbst Kopfschmerzen verursachen, wenn sie zu lange, zu oft und/oder zu hoch dosiert eingenommen werden.

Schmerz verstehen

Auch beim seelischen Schmerz muss die Therapie mehrgleisig angelegt sein. Behandelt werden der Schmerz und die Psyche, genau wie beim ursprünglich körperlichen Schmerz, der sekundär zu psychischen Veränderungen geführt hat.

Meist gelingt es nicht allein, Wege aus seelisch bedingten bzw. seelisch mit bedingten Schmerzen heraus zu finden. Gute Ansätze bieten verschiedene Verhaltenstherapien:
- Operante Schmerztherapie: Hier wird gezielt das Schmerzverhalten abgebaut und gesundes Verhalten aufgebaut. Wichtig ist die Miteinbeziehung der Partner. Patienten lernen, nicht bis an die Schmerzgrenze zu gehen, sondern frühzeitig Pausen einzubauen. Zur Therapie gehört die Arbeit in Gruppen. Dort wird die körperliche Aktivität belohnt, das Schmerzverhalten (Schonung) bestraft, z. B. durch Ausgeben von grünen und roten Karten. Sehr wichtig sind die Übungen zuhause. Medikamente werden nur noch nach festem Schema eingenommen.
- Biofeedback und Entspannungsverfahren: Schmerzpatienten nehmen Verspannungen immer weniger wahr. Das Biofeedback gibt eine Rückmeldung z. B. über die muskuläre Verspannung (EMG-Biofeedback) und über den Erfolg von Entspannungsverfahren (z. B. über ein

> **WISSEN**
>
> ### Wege aus dem Teufelskreis
>
> - Lernen Sie Aufmerksamkeit zu fordern. Sprechen Sie Ihren Partner darauf an.
> - Belohnen Sie sich in den schmerzfreien Phasen mit Dingen, an denen Sie Freude haben (Musik hören, ein Buch lesen, Spazieren gehen, mit Freunden treffen, etwas Leckeres zum Essen).
> - Nehmen Sie schmerzlindernde Medikamente nach einem festen Zeitschema ein.
> - Arbeiten Sie nicht bis an die Schmerzgrenze, sondern legen Sie mehrere kürzere Pausen ein, bevor der Schmerz Sie dazu zwingt.
> - Steigern Sie Ihre körperliche Aktivität langsam von Tag zu Tag und notieren Sie sich jeden Tag, wie viel Sie geschafft haben. Der Erfolg motiviert und fungiert als Belohnung.

> **WICHTIG**
>
> Eine gute Schmerztherapie muss multimodal, also mehrgleisig und interdisziplinär (fachübergreifend) sein. Angebracht ist die Kombination aus
> - medizinischer Therapie mit Medikamenten (nach dem WHO-Stufenschema, siehe S. 45)
> - Psychotherapie (Verhaltenstherapie, Entspannungstherapien, Schmerzbewältigung, siehe S. 146)
> - Physiotherapie (Aktiv mit Sport und passiv, z. B. Kälte, Wärme, Strom, siehe S. 144, 158, 164)

Tonsignal oder visuell). Dieses Verfahren ist besonders gut geeignet für Patienten, die im Alltag stark gestresst sind.

- Kognitiv-verhaltenstherapeutisches Schmerzbewältigungstraining: Dieses Training ist besonders gut geeignet für Patienten mit hilfloser, ängstlicher Einstellung und passivem Verhalten. Erlernt werden Stressbewältigungsstrategien (z. B. Muskelentspannung nach Jacobson) und Ablenkungsverfahren (z. B. durch Vorstellungsbilder). Problemlösungen während Stress- und Schmerzsituationen werden trainiert. Dieses Training hat sich als hilfreich bei vielen Rückenschmerzpatienten erwiesen.

Schmerzen des älteren Menschen

Ältere Menschen leiden häufig an Schmerzen aufgrund degenerativer Erscheinungen, z. B. an Rückenschmerzen, an Gelenk- und Gliederschmerzen und Osteoporose-bedingte Schmerzen. Häufiger kommen auch Trigeminus-Neuralgien, Post-Zoster-Neuralgien und Tumorschmerzen vor.

Der Schmerz des älteren Menschen muss genau so ernst genommen werden wie der des jüngeren. Opiate gehören auch beim älteren Menschen mit zu einer effektiven Schmerztherapie. Opiate sind in der Regel wesentlich harmloser als die »normalen« Schmerzmittel, die beispielsweise den Magen auf Dauer sehr belasten können.

Wichtig ist es, ältere Menschen gezielt nach ihren Schmerzen zu fragen. Mitunter können Betroffene mit einer Demenz ihre Schmerzen gar nicht äußern. Obwohl fast alle Menschen, die älter als 65 sind, zumindest zeitweise unter Schmerzen leiden, klagen sie weniger häufig darüber als die jüngeren. Dennoch: Obwohl sie weniger klagen, leiden sie unter den Schmerzen, denn im Alter verändert sich die Schmerzwahrnehmung nicht.

Der chronische Schmerz der älteren Menschen wird oft nur unzureichend behandelt und das, obwohl der ältere genau so wie der jüngere Mensch von ärztlichen, psychotherapeutischen und physikalischen Behandlungen profitiert. Jede Therapie muss genau wie bei jungen Menschen individuell zusammengestellt werden. Mittel der Wahl ist auch hier ein multidisziplinärer Ansatz, wobei die Besonderheiten des Alters berücksichtigt werden müssen:

Medikamentöse Therapie. Die medikamentöse Therapie sollte, falls notwendig, rechtzeitig und ausreichend dosiert erfolgen. Wobei hier der verminderten therapeutischen Breite bedingt durch Stoffwechselstörungen und verminderter Organfunktion im Alter Rechnung getragen werden muss. Im Alter verlangsamt sich der Stoffwechsel. Eine Dosisanpassung ist ggf. notwendig. Begleitkrankheiten wie z. B. eine eingeschränkte Nieren- oder Leberfunktion, Herzkrankheiten (Vorsicht mit hoch dosierten Antidepressiva!) erfordern besondere Aufmerksamkeit. Bei NSAR-Gabe darf man den Magenschutz nicht vergessen (siehe S. 120). Auch die zunehmende Vergesslichkeit kann zu Problemen führen (Überwachung der

Einnahme durch Angehörige und Pflegepersonal).

Weitere therapeutische Bausteine.
Auch für den älteren Schmerzpatienten eignen sich physiotherapeutische Behandlungsmethoden und verhaltenstherapeutische Verfahren zum Erlernen der Schmerzbewältigung. Hiervon profitieren alle Schmerzpatienten – egal welches Alter sie haben. Die multidisziplinäre Behandlung alter Menschen wird aber zu selten angewandt. Hier glauben viele an den Mythos »Schmerzen gehören eben zum Alter!«

Schmerz verstehen

Schmerz bei Kindern

Chronische Schmerzen bei Kindern sind glücklicherweise seltener als bei Erwachsenen. Doch gibt es leider auch Kinder, die unter chronischen oder häufig wiederkehrenden Schmerzen leiden. Nun gibt es einige Besonderheiten bei Kindern zu beachten.

Kleine Kinder äußern den Schmerz anders als Erwachsene. Fragt man sie, wo es ihnen weh tut, so antworten sie häufig: »Der Bauch tut weh« oder »das Aua tut weh.« Es kommt auch vor, dass sie gar nicht über die Schmerzen klagen, sondern nur immer stiller werden und sich zurückziehen. In solchen Fällen bedarf es eines erfahrenen Kinderarztes, die Ursachen festzustellen.

Der Arztbesuch. Ein Problem kann der Arztbesuch werden, wenn Impfungen, Blutabnahmen oder andere schmerzhafte Eingriffe anstehen. Ganz wichtig: Lügen Sie Ihr Kind niemals mit den Worten »das tut ja überhaupt nicht weh« an. Bitten Sie den Arzt, dem Kind erst die Instrumente zu zeigen, bei Impfungen soll es – so weit möglich – die Einstichstelle selbst bestimmen, damit behält es einen Teil seiner Selbstbestimmung, was das Angsterleben verringert.

> **PRAXISTIPP**
>
> **Tipp für den Arztbesuch**
>
> Betäuben Sie vor einer Impfung die Haut mit EMLA-Creme. Diese Creme gibt es auch in Form von Pflastern, die in Apotheken erhältlich sind. Trägt man das Pflaster 30–60 Minuten vor dem Arztbesuch auf, so werden die »Piekser« erträglicher und die Kinder bauen weniger Angst vor dem nächsten Arztbesuch auf. Halten Sie einige Ablenkungsmanöver bereit (Vorlesen, Abzählreime, Geschichten erzählen, Kuscheltiere).

Akute Schmerzen. Zu den Infektionskrankheiten, die im Kindesalter häufig mit Schmerzen verbunden sind, zählen Otitis media (Mittelohrentzündung), Pharyngitis (Halsentzündung) und virale Infektionen im Mundbereich. Die Behandlung mit Antibiotika lindert den Schmerz nur sehr wenig. In der Regel werden die Schmerzen parallel mit Paracetamol behandelt. Besonders gut geeignet sind für Kinder Paracetamol-Zäpfchen.

Wiederkehrende Schmerzen. Die häufigsten Beschwerden von Kindern im Schulalter sind Bauchschmerzen. Wich-

> **WICHTIG**
>
> NSAR und Paracetamol dürfen bei Kindern nicht kombiniert werden wegen der Gefahr einer Nierenschädigung. Wegen der Gefahr des Reye-Syndroms sollte man Kindern möglichst kein ASS geben.

tig ist, eine Blinddarmentzündung auszuschließen. Kindern mit immer wiederkehrenden Bauchschmerzen, die auf psychischem Druck beruhen, hilft es, wenn sie zusammen mit ihren Eltern Bewältigungsstrategien erlernen.

Auch vor Kindern und Jugendlichen macht der wachsende Leistungsdruck nicht halt, und ein zunehmendes Problem bei Kindern sind Kopfschmerzen. Einen besonders wichtigen Stellenwert in der Behandlung nimmt das Kopfschmerztagebuch ein. Allein durch das Führen eines Kopfschmerztagebuches können Kinder beschwerdefrei werden. Wichtig ist, die Kopfschmerzen der Kinder ernst zu nehmen und von einem Facharzt behandeln zu lassen, damit der Medikamenten induzierte Kopfschmerz gar nicht erst aufkommt.

Schmerz richtig behandeln

Voraussetzungen und Hindernisse

Gegenwärtig leiden in Deutschland mehr als 20 Prozent der Bevölkerung an chronischen Schmerzen – also jeder Fünfte. Allein chronische Rückenschmerzen verursachen jährlich Kosten von mehreren Milliarden Euro, davon sind ein Großteil (ca. 70 Prozent) Folgekosten wie Frühberentung und Arbeitsausfall. Das Einsparpotenzial durch eine vernünftige Schmerztherapie ist also gigantisch. Dennoch behandeln viele Krankenkassen Schmerzpatienten als Bittsteller. Hier ist Umdenken gefordert. Jeder Mensch mit Schmerzen hat das Recht auf eine bestmögliche Schmerztherapie, wie bei einem Blick in die »Charta der Patientenrechte« ersichtlich wird (Seite 188).

Es gibt heute zahlreiche Medikamente zur Behandlung von Schmerzen sowie bewährte und anerkannte nicht medikamentöse Behandlungen. Desweiteren gibt es gute Therapiestandards, die leider oft nicht umgesetzt werden.

Eine Schmerztherapie kann nur im Zusammenspiel der drei beteiligten Partner gelingen, nämlich der Ärzte, der Kostenträger und schließlich – und das ist am wichtigsten – unter aktiver Mithilfe des Patienten.

Der Arzt. Manchmal ist das sicher eine Frage des behandelnden Arztes – eine gute Schmerztherapie ist nicht immer einfach und erfordert vom Arzt, dass er sich mit dem Patienten und dem vorliegenden Problem intensiv beschäftigt – in der heutigen Situation der überlaufenen Arztpraxen ist dies nicht immer möglich. Hier kann eine Überweisung an eine Schmerzambulanz hilfreich sein, wo speziell für diese Problematik ausgebildete Ärzte den Patienten betreuen.

Die Kosten. Ein anderes Hindernis ist oft Uneinsichtigkeit oder vorgeschobener »Sparzwang«. Gerade nicht medikamentöse begleitende Maßnahmen, die genauso wie Medikamente zum festen Bestandteil einer Schmerztherapie gehören sollten, bewilligen die Krankenkassen manchmal nicht – obwohl diese Verfahren nachgewiesenermaßen sinnvoll sind. Dies ist eine eher kurzsichtige Denkweise, die man sich in keinem Gesundheitssystem leisten kann und darf, denn die Folgekosten

Schmerz richtig behandeln | Schmerz verstehen

von chronischem Schmerz sind immens hoch.

Der Patient. Doch auch Sie als Patient müssen eine wesentliche Voraussetzung für eine erfolgreiche Schmerztherapie mitbringen. Und bevor in den nächsten Kapiteln verschiedene häufige Krankheitsbilder sowie medikamentöse und nicht medikamentöse Maßnahmen in der Schmerztherapie vorgestellt werden, sollten Sie sich verinnerlichen: Eine wirksame Schmerztherapie beginnt im Kopf des Patienten. Patienten mit chronischen Schmerzen müssen zuerst den Schmerz akzeptieren als ein Teil von sich, damit sie den Schmerz loslassen können. Warum? Erfahrungsgemäß bleibt der chronische Schmerz bei etwa 90 Prozent der Patienten immer ein Stück weit erhalten. Erst wenn Sie als Patient das akzeptiert haben und sich keine falschen oder überzogenen Hoffnungen machen, haben Sie eine Basis geschaffen, auf die eine Schmerztherapie gut aufbauen kann. Dann bessert sich durch eine gute Schmerztherapie der chronische Schmerz, so dass Sie in der Lage sind, zusammen mit dem Schmerz gut zu leben. Wenn Sie sich jedoch verbissen dagegen auflehnen, kann es passieren, dass Sie Blockaden aufbauen und auch eine gute Schmerztherapie nur schwer oder gar nicht greifen kann.

Den Schmerz zu verdrängen wäre auch falsch. Beobachten Sie Ihren Schmerz – zu welchen Zeiten, unter welchen Bedingungen bessert er sich, gibt es Auslöser, die ihn verschlimmern? Wenn Sie das wissen, dann können Sie dem Schmerz vielleicht ein Stück weit aus dem Weg gehen, indem Sie bestimmte Dinge vermeiden oder zu bestimmten Tageszeiten – wenn möglich – Ruhephasen einbauen. Das funktioniert bei machen Schmerzarten, wenn auch sicher nicht bei allen.

Nutzen Sie Ihre Reserven, bauen Sie Ihre Stärken aus und kompensieren Sie damit die schwache Struktur, die Schmerzen bereitet! Wie? Angenommen, Sie leiden an einer fortgeschrittenen Hüftgelenksarthose. Die körperliche Schädigung ist nicht mehr rückgängig zu machen, auch wenn einige Hersteller ihre Präparate als »knorpelaufbauend« anpreisen und das Gegenteil suggerieren mögen. Damit lässt sich der Abbauprozess allenfalls verzögern. Es wäre unsinnig und vollkommen unrealistisch, wenn man diese »Schwäche weghaben will«. Auch nach einer Hüftoperation, bei der eine Hüfttotalendoprothese eingesetzt wird,

> **WISSEN**
>
> Erst wenn Sie Ihren Schmerz als einen Teil von sich akzeptieren, können Sie Ihn erfolgreich behandeln und lernen, mit dem Schmerz zu leben.

Schmerz verstehen

> **PRAXISTIPP**
>
> **Meine Erfahrung**
>
> Gute Erfahrungen habe ich in diesem Zusammenhang mit dem Kieser-Training gemacht. Dabei handelt es sich um ein unter ärztlicher Anleitung und durch ausgebildete Therapeuten durchgeführtes Krafttraining an speziellen Trainingsgeräten.
>
> Bei einer Hüftgelenksarthrose ist die Kräftigung der verschiedenen Teile der Oberschenkelmuskulatur besonders wichtig. Diese Muskelgruppen lassen sich mit bestimmten Geräten sehr gezielt trainieren. Sind Gelenke vorgeschädigt, dann muss man mit kleinen Gewichten beginnen und die Gewichte langsam steigern. Stellen sich nach den Übungen Schmerzen ein, sollte man beim nächsten Mal die Gewichte reduzieren.
>
> Beispielsweise stellen sich bei mir Knieschmerzen ein, wenn ich die Gewichte zu schnell erhöhe. Durch die Schonhaltung, die ich auf Grund der Schmerzen eingenommen habe, sind die Muskelgruppen und Sehnen bei mir verkürzt, was eine leichte Fehlstellung der Knie zur Folge hat. Im Alltag bemerke ich das kaum, bei zu großer Belastung spüre ich es aber sofort.

bleibt eine Schwachstelle – auch wenn danach die Schmerzen weitgehend beseitigt sind. Denken Sie daran, dass es um das Gelenk herum noch andere Strukturen gibt, die das Gelenk unterstützen und die die Schwäche kompensieren können. Bauen Sie gezielt Ihre Muskeln auf, machen Sie die Muskeln stark. Damit helfen Sie dem schwachen Gelenk.

Kennzeichen einer guten Schmerztherapie

Schmerz ist ein Symptom, Schmerz ist sehr komplex und es gibt nicht die eine Therapie des Schmerzes, die jedem Schmerzpatienten verlässlich hilft. Bei einer guten Schmerztherapie müssen viele Faktoren mit einbezogen werden, an denen sich die Behandlung schließlich orientiert:

- Welche Ursache hat der Schmerz?
- Lässt sich eine Ursache überhaupt noch feststellen, oder hat sich der Schmerz schon verselbstständigt?
- Um welche Schmerzart handelt es sich?
- Wie sind die Lebensumstände und das soziale Umfeld des Patienten beschaffen?
- Was erwartet der Patient von der Schmerzbehandlung?

Außerdem sollte eine Schmerztherapie niemals eingleisig sein. Vielmehr müssen verschiedene Maßnahmen – sinnvoll (!) aufeinander abgestimmt – zum Einsatz kommen. Deshalb werden in den nachfolgenden Kapiteln einzelne, häufige Schmerzbilder vorgestellt, an denen sich am besten das Ineinandergreifen verschiedener Behandlungsansätze darstellen lässt.

Ziele der Schmerztherapie

Ziel einer Schmerztherapie ist es, den Patienten möglichst eine schnelle Schmerzlinderung zu verschaffen und damit einer Chronifizierung des Schmerzes vorzubeugen bzw. diese zu verhindern oder eine bereits bestehende Chronifizierung abzubauen. Die Schmerztherapie sollte stufenweise an die Beschwerden des Patienten angepasst werden. Zur Orientierung dient dem Arzt dabei das 1986 entwickelte so genannte »WHO-Stufenschema«.

Dieses Schema, ursprünglich zur Behandlung von Patienten mit Tumorschmerzen entwickelt, hat sich mittlerweile auch in der alltäglichen Schmerzpraxis bewährt. Zu jeder Stufe gehören an den Bedarf angepasste unterstützende Maßnahmen – z. B. Physiotherapie oder so genannte Co-Medikamente oder Co-Analgetika (siehe Kapitel 132).

Dieses Stufenschema ist nicht etwa dazu gedacht, dass der Arzt zuerst »etwas Leichtes« ausprobiert, um zu sehen, ob das schon aufreicht – nach dem Motto: »wenn das eine nicht hilft, dann probieren wir das nächst stärkere aus.« Wie stark das zu Beginn der Behand-

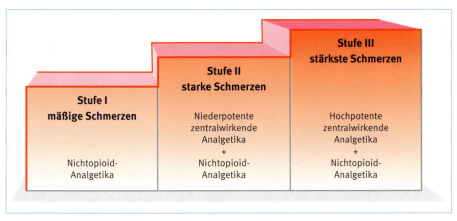

▲ Stufenschema zur medikamentösen Schmerztherapie (WHO).

Schmerz verstehen

lung eingesetzte Medikament ist, hängt von der Schmerzstärke ab. Natürlich soll man nicht gleich mit »Kanonen auf Spatzen schießen«, genau so unsinnig wäre es aber, wenn der Arzt z. B. bei Phantomschmerzen mit Aspirin anfangen würde. Unsinnig wäre auch einen Operationsschmerz mit Aspirin einzustellen oder wenn niederpotente Opioidanalgetika der Stufe 2 mit hochpotenten Opioidanalgetika der Stufe 3 kombiniert werden.

Schmerzmessung

Schmerzmittel (Analgetik) werden oft unterdosiert. Das liegt möglicherweise auch daran, dass die Schmerzmessung vernachlässigt wird. Dabei käme sicher kein Arzt auf die Idee, einem Patienten ein Bluthochdruckmittel zu verschreiben, ohne den Blutdruck vorher zu messen. Doch Analgetika werden oft allein nach Augenschein verordnet, denn der Schmerz ist nicht so leicht mit direkt messbaren Werten zu erfassen.

Hier haben sich zwei Methoden bewährt:

Analogskala. Als eine gute und einfache Methode der Schmerzmessung eignet sich die »Visuelle Analogskala«. Dabei werden Sie als Patient aufgefordert, Ihre Schmerzen auf einer Skala von 0 (kein Schmerz) bis 10 (stärkster vorstellbarer Schmerz) einzuschätzen. Als Skala wird eine Strecke vorgegeben, auf

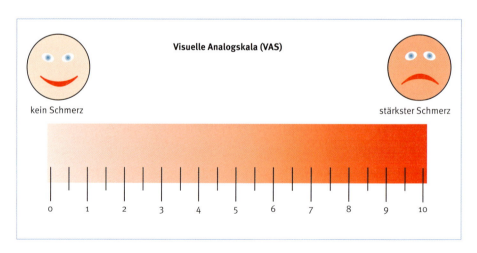

▲ Eine visuelle Analogskala erlaubt eine Beurteilung Ihres Befindens.

der Sie die Schmerzstärke als Abstand vom linken Rand einträgt.

Die wiederholte Messung und die genaue Dokumentation während der Therapie geben einen Aufschluss darüber, ob und wie gut die Therapie wirkt.

Studien, in denen Patienten gebeten wurden, ihre Schmerzstärke auf der visuellen Analogskala einzuordnen und gleichzeitig Ärzte und Pflegepersonal die Schmerzen der Patienten beurteilen sollten, haben gezeigt, dass Ärzte und Pflegepersonal die Schmerzen der Patienten häufig unterschätzen.

Schmerztagebuch. Als Patient mit langwierigen und chronischen Schmerzen sind Sie gut beraten, wenn Sie ein Schmerztagebuch führen. Dort notieren Sie, zu welchen Uhrzeiten und unter welchen Umständen sich der Schmerz verschlimmert oder verbessert hat. Ein Schmerztagebuch liefert Ihrem behandelnden Arzt wertvolle Hinweise für die Behandlung.

Schmerz verstehen

Kopfschmerztagebuch   Monat: Name:

Datum	Schweregrad	Dauer in Stunden	Begleitsymptome	Gemütszustand	Schmerzbekämpfungsmaßnahmen
1					
2					
3					
4					
5					
6					
7					
8					
9					
10					
11					
12					
13					
14					
15					
16					
17					
18					
19					
20					
21					
22					
23					
24					
25					
26					
27					
28					
29					
30					
31					

▲ So kann Ihr Schmerztagebuch aussehen.

Erfolg nach Stunden	Anhalten des Erfolgs in Stunden	Schweregrad nach Wirkungseintritt	Mögliche Auslöser (Trigger)

Schmerz verstehen

Stellen Sie sich Ihrem Schmerz

- Akzeptieren Sie die Tatsache, dass Sie Schmerzen haben
- Setzen Sie sich klare (und realistische) Ziele und arbeiten Sie darauf hin. Beobachten Sie Besserungen und halten Sie fest, was Ihre Schmerzen lindert.
- Bereiten Sie sich auf Rückschläge vor. Trainieren Sie an guten Tagen, wie Sie sich an schlechten selber helfen können.
- Pflegen Sie soziale Kontakte. Treffen Sie sich regelmäßig mit Freunden, gehen Sie aus, kapseln Sie sich nicht ab! Die Teilnahme an einer Selbsthilfegruppe kann helfen, Isolation zu überwinden.
- Bitten Sie Ihre Angehörigen, Ihr »gesundes Verhalten« zu unterstützen und nicht das »Krankheitsverhalten« (z. B. Inaktivität, Stöhnen, Jammern). Zu viel Mitleid kann Schmerzen verstärken.
- Seien Sie auch einmal wütend auf Ihre Schmerzen, zeigen Sie diese Wut. Das stärkt Ihren Kampfgeist.
- Teilen Sie sich Ihre Aktivitäten gut ein. Gehen Sie nicht bis an die Schmerzgrenze. Legen Sie lieber häufiger Pausen ein, bevor die Schmerzen auftreten.
- Bleiben Sie körperlich aktiv. Muskeln, die nicht regelmäßig trainiert werden, schmerzen und verkrampfen eher, wenn sie beansprucht werden. Dadurch können Sie in einen Teufelskreis hineingeraten, der Sie immer mehr in die Inaktivität treibt.
- Lernen Sie sich zu entspannen. Es gibt mehrere Entspannungstechniken und für jeden ist etwas Passendes dabei. Testen Sie ruhig verschiedene Techniken. Wenn Sie eine Technik gefunden haben, die Ihnen zusagt, so üben Sie diese regelmäßig! Nur das regelmäßige Üben führt zum Erfolg.
- Finden Sie Ihr Gleichgewicht. Aktivität, Familienleben, Entspannung und Ruhe sind gleichermaßen wichtig. Bei Langeweile und zu starker Belastung kann der Schmerz leicht bestimmend werden.
- Nehmen Sie Ihre Medikamente regelmäßig ein. Verändern Sie nicht eigenmächtig die Dosis, sondern sprechen Sie Dosisveränderungen mit Ihrem Arzt ab. Informieren Sie den Arzt immer, wenn Sie zusätzlich Medikamente einnehmen – auch freiverkäufliche Medikamente können

Nebenwirkungen haben, vor allem, wenn sie zusammen mit anderen Medikamenten eingenommen werden.
- Seien Sie offen zu Ihrem Arzt und erwarten Sie keine Wunderheilungen.

Betrachten Sie Ihren Arzt als Partner, mit dem Sie gemeinsam versuchen, den Schmerz zu »managen«. Übernehmen Sie auch selbst Verantwortung und informieren Sie sich.

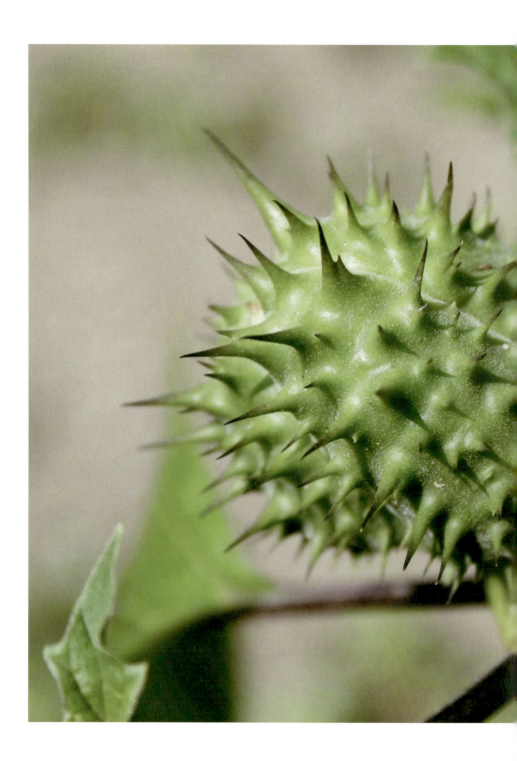

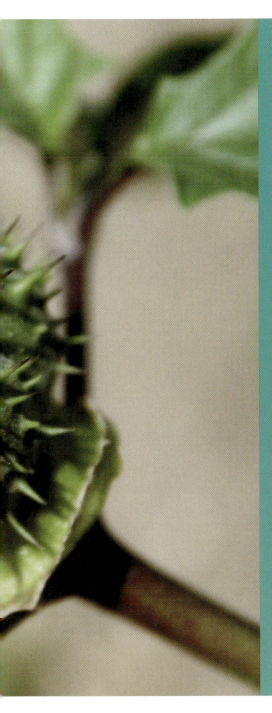

Häufige Schmerzbilder

Anhand häufiger Schmerzbilder soll demonstriert werden, wie mit den verschiedenen Schmerzarten umgegangen werden kann und welch vielfältige Möglichkeiten es gibt, den Schmerz zu behandeln.

Häufige Schmerzbilder

Man unterscheidet verschiedene Schmerzarten. Zunächst ist es für die Therapieplanung wichtig zu wissen, ob es sich um einen Nozizeptorschmerz oder einen neuropathischen Schmerz handelt:

- Der neuropathische Schmerz entsteht aus Nervenstrukturen selbst. Bei dieser Schmerzart ist das schmerzleitende System selbst gestört oder geschädigt.
- Der Nozizeptorschmerz geht von den Schmerzmeldern (Nozizeptoren) aus. Die körperliche Störung oder Schädigung wird mittels eines Rezeptors als Schmerzreiz über das Nervensystem zum Gehirn weiter geleitet. In Abhängigkeit von der Schmerzart werden in der Schmerztherapie unterschiedliche Wege eingeschlagen.

Bei neuropathischen Schmerzen kann man zum Beispiel von vornherein ausschließen, dass peripher wirkende Schmerzmittel wie zum Beispiel NSAR (nicht steroidale Antirheumatika; siehe S. 119) etwas bewirken, die wiederum beim Nozizeptorschmerz wirksam sind. Hingegen haben sich für die Behandlung von neuropathischem Schmerz Medikamente als wirksam herausgestellt, die bei anderen Schmerzformen unwirksam sind wie zum Beispiel das Gabapentin, ein Medikament, das zur Behandlung von Epilepsie dient, oder Memantine (NMDA- Rezeptorantagonist, der die Nervenzelle schützt und normalerweise zur Behandlung der Demenz eingesetzt wird).

Zwischen diesen beiden Schmerztypen gibt es viele Überschneidungen. Manche Schmerzbilder lassen sich nicht streng dem neuropathischen Schmerz oder dem Nozizeptorschmerz zuordnen. Das ist eigentlich bei allen chronischen Schmerzen der Fall, die immer auch einen neuropathischen Anteil haben.

Außerdem gibt es noch eine Reihe anderer Schmerzarten, wie zum Beispiel den zentralen neuropathischen Schmerz, dessen Ausgangspunkt der Thalamus, das so genannte Tor zum Bewusstsein, ist. Eine ganz eigene Schmerzart ist auch die Fibromyalgie, bei der die Schmerzhemmung im zentralen Nervensystem nicht mehr funktioniert. Ebenso sind Phantom- und Stumpfschmerzen eigenständige Schmerzarten, die weder streng dem Nozizeptorschmerz noch den neuropathischen Schmerzen zugeordnet werden können.

Nozizeptorschmerz

Der Nozizeptorschmerz wird in somatische und viszerale Schmerzen eingeteilt:
- Die somatischen Schmerzen entstehen durch eine Reizung der Schmerzmelder (Nozizeptoren) in der Haut, im Bindegewebe, in den Muskeln und Knochen. Die Schmerzen sind dumpf, bohrend, stechend oder ziehend und verstärken sich häufig durch Druck und Bewegung. Ein typischer somatischer Nozizeptor-

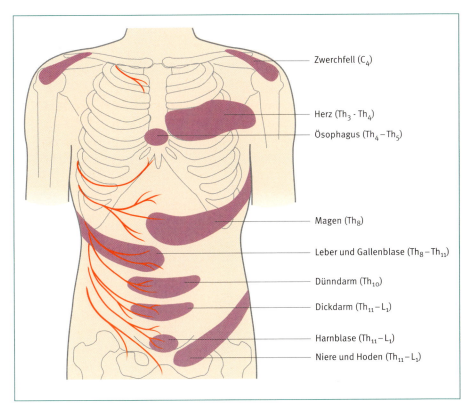

▲ Head'sche Zonen: Erkrankungen innerer Organe können an die Körperoberfläche projizieren und in bestimmten Hautarealen Schmerzen verursachen.

Häufige Schmerzbilder

schmerz ist der Arthroseschmerz und in vielen Fällen der Rückenschmerz.

- Der viszerale Nozizeptorschmerz ist eine Folge von Entzündung, Gewebeschädigungen (Nekrosen) oder Druck auf innere Organe. Er entsteht auch durch Dehnung und Krämpfe innerer Organen wie beispielsweise Darm oder Blase oder als Folge von Durchblutungsstörungen innerer Organe. Viszerale Schmerzen sind schlecht zu lokalisieren und werden als krampfartig oder kolikartig beschrieben. Ausstrahlungen in entsprechende Hautareale (Head'sche Zonen) sind häufig. Schmerzursachen im Bauchraum geben sich z. B. auch als Schulterschmerz zu erkennen.

> **WICHTIG**
> Ein Schmerz in der Schulter kann seine Ursache im Bauchraum haben.

Rückenschmerzen

Hinter dem Begriff Rückenschmerzen verbirgt sich eine Vielzahl von Krankheiten. Am häufigsten kommt der Nozizeptorschmerz vor. Dieser Schmerzform können unter anderem eine Reihe körperlicher Veränderungen zu Grunde liegen, die an sich keinen Krankheitscharakter haben – z. B. schwaches Bindegewebe, Muskelverspannungen aufgrund von Fehlhaltungen, Sehnenverkürzungen oder Sehnenentzündungen, aber auch seelischer Druck.

Der Schmerz bei einem Bandscheibenvorfall ist dagegen ein neuropathischer Schmerz und beruht auf Verletzungen am Nervensystem. Der Bandscheibenvorfall ist aber ein gutes Beispiel dafür, wie eine Schmerzform (neuropathischer Schmerz) in eine andere Schmerzform (Nozizeptorschmerz) übergehen kann.

Die überwiegende Mehrzahl der Rückenschmerzen (rund 85 %) hat eher unspezifische Ursachen. Sie lassen sich keiner strukturellen Veränderung oder Krankheit zuordnen. Häufigste Ursachen sind

- mangelnde Bewegung,
- einseitige Belastung sowie
- langes Sitzen oder Stehen.

Es gibt auch den rein psychogenen Rückenschmerz, dessen Ursache innere Verspannungen sind, die zu Muskelverspannungen führen. Im Volksmund spricht man hier davon, »sein Kreuz zu tragen« oder auch »es ist ein Kreuz«. Spezifische Rückenschmerzen (etwa 15 %) können dagegen in einen Zusammenhang mit einer ganz bestimmten Krankheit oder einer ganz bestimmten Veränderung gebracht werden, z. B.

- Infektionen,

Rückenschmerzen | Häufige Schmerzbilder ▶

ERFAHRUNG

Ein typisches Beispiel – der Bandscheibenvorfall

Wird der Bandscheibenvorfall operiert, so wird der Druck von der Nervenwurzel genommen, der Schmerz sollte verschwinden. Nach der Operation kann es aber nun zu einer Verlagerung der Belastung von der Wirbelsäule auf bereits durch Arthrose veränderte Gelenke kommen. Jetzt schiebt sich der Arthroseschmerz in den Vordergrund, bei dem es sich um einen typischen Nozizeptorschmerz handelt.

Der Patient klagt also weiterhin über Schmerzen im Rücken, stößt aber bei den behandelnden Ärzten auf Unverständnis. Denn der Chirurg hat ja sein Bestes gegeben, der ursprüngliche »Schaden« ist behoben, auf dem Röntgenbild sieht alles optimal aus und deshalb sollte der Patient jetzt schmerzfrei sein.

Je länger der Schmerz andauert, umso häufiger werden die Arztkontakte. Irgendwann ist aber der Punkt erreicht, an dem der Patient deprimiert nicht mehr zum Arzt geht (»Der hilft mir ja doch nicht«) und an dem der Arzt möglicherweise denkt »Dieser Patient stiehlt mir meine Zeit«. Nun ist es spätestens an der Zeit, sich an einen Schmerztherapeuten zuwenden.

- Wirbelkörperfrakturen bei Osteoporose,
- Nervenkompressionen durch Bandscheibenvorfälle und
- rheumatoide Arthritis.

Unspezifische Rückenschmerzen

Schätzungsweise 85 % der Bevölkerung leiden einmal in ihrem Leben an Rückenschmerzen. Das klingt dramatisch, doch in den meisten Fällen sind die Schmerzen schwach ausgeprägt und nur jeder 10. Betroffene sucht die Hilfe des Arztes. Die Mehrzahl ist binnen eines Monats wieder arbeitsfähig. Ein Problem ist jedoch, dass Rückenschmerzen zu Rezidiven neigen, d. h. dass sie nach einer gewissen Zeit wieder auftreten und zwar wiederholt in ähnlicher Region.

WICHTIG

Rückenschmerzen sind in der überwiegenden Mehrzahl nicht bedrohlich. Es besteht kein Grund, sich ängstlich zurückzuziehen und immer wieder Untersuchungsergebnisse abzuwarten. Bleiben Sie möglichst aktiv.

Wiederholt auftretende Rückenschmerzen können leicht chronisch werden. Dann stehen Veränderungen an den Weichteilen im Vordergrund. Die Behandlung chronischer Rückenschmerzen stellt Arzt und Patienten (!) vor eine große Herausforderung und erfordert viel Geduld.

Häufige Schmerzbilder

Unabhängig davon, ob es sich um spezifische oder unspezifische Rückenschmerzen handelt: Der Rücken muss immer als ein dynamisches Ganzes gesehen werden. Die Kombination der Therapien ist ausschlaggebend für den Erfolg. Nur eine Maßnahme für sich allein ist immer schlecht.

> **WICHTIG**
>
> Nur die Kombination verschiedener Therapien kann bei der Behandlung von Rückenschmerzen Erfolg haben.

Bei spezifischen Rückenschmerzen wird zuerst die zugrunde liegende Erkrankung behandelt. Dazu können Operationen notwendig sein wie z. B. beim Bandscheibenvorfall. Selbstverständlich gehört eine Schmerzbehandlung von Anfang an mit dazu. Doch es wäre absolut falsch, wenn der behandelnde Arzt nur auf das Wirbelgelenk fokussiert wäre.

Manche Ursachen lassen sich nicht einfach beheben, sodass der Schmerz vollständig verschwindet. Osteoporosebedingte Rückenschmerzen können so heftig sein, dass Schmerzlinderung nur mit Hilfe von Opioiden möglich ist. Hier bietet sich zum Beispiel die Opioid-Pflastertherapie an (siehe S. 129) Osteoporose bedingte Wirbelkörpereinbrüche können so schmerzhaft sein, dass sie einem Vernichtungsschmerz gleichkommen.

Bei der Behandlung rezidivierender und chronischer Rückenschmerzen müssen mehrere Behandlungsansätze ineinander greifen, wichtig sind die verschiedenen Ebenen, etwa medikamentöse Therapie und Krankengymnastik, die zusammengeführt werden müssen. Das ist die Kunst! Bei sehr starken Schmerzen sollte der Arzt nicht zu lange den Einsatz von Opiaten und Opioiden hinauszögern. Diese Medikamente werden immer noch zu Unrecht zu Schreckgespenstern gemacht.

Vor allem aber kommt es auf die aktive Mithilfe des Patienten an. Sind die Rückenschmerzen akut, ist Ziel der Behandlung, die normale Alltagsaktivität trotz Schmerzen aufrecht zu erhalten. Das klingt zwar leicht gesagt, wenn man sich kaum bewegen kann, tatsächlich aber beschleunigt Bewegung die Heilung. Eine zu starke Schonung kann den Weg in die Chronifizierung bahnen.

> **WICHTIG**
>
> Bewegung beschleunigt die Heilung.

Helfen Sie sich selbst. Für die Stabilität der Lendenwirbelsäule ist eine gut entwickelte Rumpfmuskulatur entscheidend! Die Schmerzursache bei Rückenschmerzen liegt meist im Bereich Bänder, Gelenke, Bandscheiben, Muskulatur.

Fast alle Rückenschmerzpatienten haben eine geringe Kraft der Rumpfmuskulatur und wenig körperliche Ausdauer und ermüden schneller als Menschen ohne Rückenschmerzen. Dagegen können Sie etwas tun!

Verschiedene Übungsarten bei Rückenschmerzen:

- Flexionsübungen, z. B. der so genannte Katzenbuckel. Diese Übung öffnet die Zwischenwirbellöcher (Foramina intervertebralia), wo die Nerven das Rückenmark verlassen. Durch Abnutzung der Wirbelgelenke kann es zu Verschiebungen und Lockerungen an der Wirbelsäule kommen sowie zu Knochenneubildungen (knöcherner Umbau von Knorpeln, Zackenbildung der Wirbel, etc.). Solche Neubildungen oder Anbauten können zur Verengung des Wirbelkanals oder zur Verengung der Zwischenwirbellöcher führen. Das kann schmerzhaft sein. Ein Öffnen der Zwischenwirbellöcher beim Katzenbuckel nimmt den Druck von den Nerven. Außerdem wird der Hüftbeuger gestreckt, die Rückenmuskulatur gedehnt, Verspannungen lösen sich und damit auch Fixierungen der Gelenke im Lumbosakralbereich (im unteren Bereich der Wirbelsäule)
- Extensionsübungen, also Durchbiegen des Kreuzes, erhöhen die Möglichkeit der Wirbelsäule, die Last im Stehen besser zu verteilen und verbessert die Fähigkeit, die Bandscheibenflüssigkeit aufzusaugen und wieder abzugeben – dies beschleunigt den Stoffwechsel der Bandscheibe.
- Stabilisierungsübungen, z. B. Rückenschule: Das Ziel der Stabilisierungs-

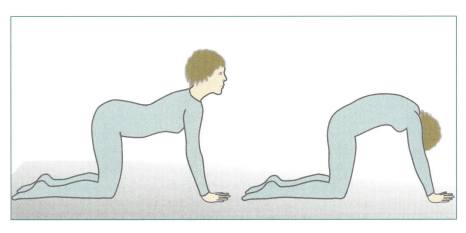

▲ Katzenbuckel

Häufige Schmerzbilder

> **PRAXISTIPP**
>
> **Entspannen, aber richtig!**
>
> Bei starken akuten Rückenschmerzen legen Sie sich 1–3 Stunden ins Bett und legen Sie die Unterschenkel auf übereinander gestapelte Kissen oder Decken ab (Stufenbett).
> Bleiben Sie aber nicht zu lange inaktiv. Stehen Sie dann wieder auf und bewegen Sie sich vorsichtig. Mit leichten körperlichen Aktivitäten wie Spazieren gehen oder Fahrradfahren, Schwimmen oder Nordic Walking (siehe S. 144), können Sie sich selber helfen. Werden die Schmerzen wieder zu stark, dann ruhen Sie sich wieder auf dem Stufenbett aus. Wenn sich die Beschwerden bessern, können Sie die Aktivität steigern und mit Gymnastik anfangen. Bei Übergewicht ist eine Gewichtsreduktion sinnvoll.

übungen besteht in einer Kräftigung der Bauchmuskeln zum Schutz der Wirbelsäule.
- Aufbautraining: Hier werden bei Rückenschmerzpatienten die Aufbaumuskeln gestärkt. Bekannteste Methode ist Airobic, auch Nordic Walking kann sehr hilfreich eingesetzt werden, insbesondere bei älteren Patienten.

Ändern Sie Ihr Verhalten! Ein nicht zu vernachlässigender Faktor ist Stress und Unzufriedenheit am Arbeitsplatz. Tatsächlich spielen psychosoziale Faktoren bei chronischen Rückenschmerzen eine weit größere Rolle als Röntgenbefunde. Deshalb können auch Verhaltenstherapie oder eine Psychotherapie zu Schmerzfreiheit oder zumindest Schmerzlinderung bei chronischen oder immer wiederkehrenden Rückenschmerzen führen.

Vorbeugung. Noch bevor Rückenschmerzen auftreten, können Sie mit einfachen Maßnahmen sich selber schützen:
- Wenn Sie eine überwiegend sitzende Tätigkeit ausüben, dann benutzen Sie Stühle mit gerader oder leicht nach vorn geneigter Sitzfläche. Die Rückenlehne sollte leicht nach hinten geneigt sein. Der Stuhl sollte Armlehnen haben, damit man sich gelegentlich darauf aufstützen kann, um den Druck auf die Bandscheiben zu verringern. Möglicherweise ist ihr Arbeitsplatz nicht ergonomisch eingerichtet – wenn z. B. die Sitzposition zu hoch oder zu tief eingestellt ist oder der Abstand zum Bildschirm nicht stimmt. All dies kann zu Verspannungen führen. Achten Sie darauf, dass ihr Arbeitsplatz korrekt für ihre Körpergröße eingestellt ist. Legen Sie kurze Pausen für Rückenübungen ein. Schon zwei bis drei

Rückenschmerzen   Häufige Schmerzbilder

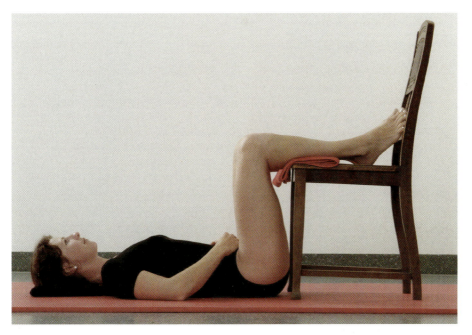

▲ Stufenlagerung schafft Schmerzlinderung.

mal am Tag fünf Minuten rückengerechte Übungen reichen aus.
- Müssen Sie länger auf einer Stelle stehen, dann stellen Sie ein Bein gelegentlich hoch – z. B. auf eine Fußbank. Das entlastet auch den Rücken.
- Viele Rückenschmerzpatienten haben eine eingeschränkte Rückenstreckung. Auch lang anhaltende Beugung geht mit Rückenschmerzen einher.

Bandscheibenvorfall
Die Bandscheibe ist eine knorpelige Verbindung, die sich zwischen zwei Wirbelkörpern befindet und als ein elastischer Puffer dient. Sie besteht aus dem knorpeligen Außenring (Annulus fibrosus) und dem inneren Gallertkern (Nucleus pulposus). Dieser Gallertkern steht unter Druck. Am geringsten ist der Druck im Liegen, ein sehr hoher Druck lastet auf der Bandscheibe, wenn man zum Beispiel auf einem Stuhl sitzt und sich »nach vorne lümmelt« oder Lasten im Stehen mit vorn übergebeugtem Oberkörper hochhebt.

Liegt bereits eine Knorpelabnutzung vor, kann durch eine falsche Bewegung, bei der ein hoher Druck auf der Band-

Häufige Schmerzbilder

> **PRAXISTIPP**
>
> ## Tipps für den Alltag
>
> - Schlafen Sie nicht auf zu harten Matratzen. Bevorzugen Sie mittelharte Matratzen.
> - Bei vorwiegend sitzender Tätigkeit sollten Sie öfter aufstehen und etwas hin und her gehen.
> - Benutzen Sie einen Bürostuhl mit hoher, gerader Rückenlehne.
> - Halten Sie den Rücken möglichst bei allen Alltagsaktivitäten gerade. Stehen Sie beim morgendlichen Zähneputzen aufrecht und beugen Sie sich nicht über das Wachbecken. Machen Sie mit einem Bein einen kleinen Ausfallschritt.
> - Meiden Sie Stöckelschuhe, denn diese fördern ein Hohlkreuz und belasten Becken und Zehen.
> - Gehen Sie beim Heben von Gegenständen in die Knie.
> - Passen Sie die Höhe der Arbeitsfläche der Körpergröße an.
> - Tragen Sie Einkaufstaschen nicht einseitig sondern verteilen Sie das Gewicht auf beide Arme. Tragen Sie schwere Gegenstände nahe am Körper.

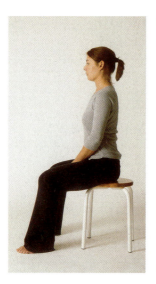

▲ 1. Die neutrale Wirbelsäulenschwingung: das Brustbein angehoben, der vordere Teil des Kopfes tiefer als der hintere.

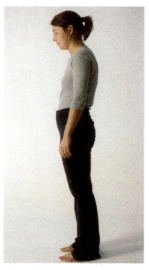

▲ 2. Ungünstig: Schlapp zusammengesunkene Körperhaltung.

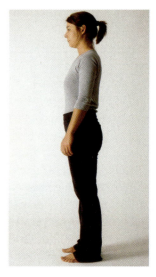

▲ 3. Aufrechte Haltung.

Rückenschmerzen | Häufige Schmerzbilder

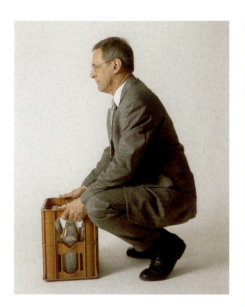

▲ Korrekte Haltung zum Anheben und Absetzen schwerer Gewichte.

scheibe lastet, eine Schädigung der Bandscheibe, der so genannte Bandscheibenvorfall, auftreten. Der Mensch hat 23 dieser Bandscheiben, jedoch treten auf Grund typischer Belastungsmuster an einigen Stellen häufiger Probleme auf als an anderen. Am häufigsten treten sie im unteren Lendenwirbelsäulenbereich (L), seltener an der Halswirbelsäule oder der Brustwirbelsäule auf. Als Risikofaktoren kommen in Frage:
- Hohes Alter
- Schwangerschaft
- Übergewicht
- Fehlhaltung
- Überlastung der Wirbelsäule

> **WISSEN**
>
> Arten von Bandscheibenvorfällen und Bandscheibenvorwölbungen:
> - Bandscheibenprotrusion: Vorwölbung des Annulus fibrosus (knorpeliger Außenring). Die Bandscheibe ist noch intakt. Der innere Gallertkern wölbt sich nach vorne und drückt auf den knorpeligen äußeren Ring.
> - Bandscheibenprolaps: Vorfall der Bandscheibe in die Zwischenwirbellöcher oder in den Spinalkanal hinein (letzteres ist sehr selten). Der Gallertkern tritt durch den äußeren Ring teilweise aus, bleibt aber noch mit dem restlichen inneren Gallertkern verbunden.
> - Sequestration: Die prolabierten Bandscheibenanteile haben keine Verbindung mehr mit der ursprünglichen Bandscheibe. Der ausgetretene Teil der Bandscheibe kapselt sich ab.
>
> Allen Formen gemeinsam ist: Die vorgefallenen Teile der Bandscheibe drücken auf die Nervenwurzeln, die in der Nähe der Bandscheibe liegen, zum Beispiel im Lendenwirbelbereich auf den Ischiasnerv, was heftige Schmerzen auslösen kann, aber nicht muss.

Wie erkenne ich Schmerz aufgrund eines Bandscheibenvorfalls? Je nach der Lokalisation des Bandscheibenvorfalles treten unterschiedliche Symptome auf:
- L3-Wurzelkompression: Kreuzschmerz ausstrahlend in den vorde-

Häufige Schmerzbilder

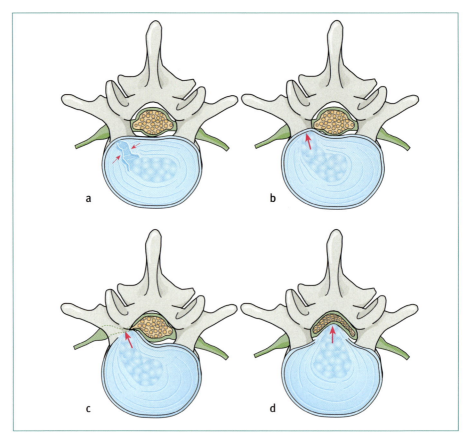

▲ a) Riss- und Spaltbildung der Bandscheibe als Voraussetzung für eine Bandscheibenverlagerung; b) einseitige (laterale) Bandscheibenvorwölbung links mit Druck auf die Nervenwurzel (rückbildungsfähig); c) einseitiger (lateraler) Bandscheibenvorfall links; d) Bandscheibenvorfall nach hinten zur Mitte (medialer Bandscheibenvorfall)

ren Oberschenkel oder ins Knie, Taubheitsgefühl im Oberschenkel vorne und im Knie, Schwäche im Unterschenkelstreckmuskel und Oberschenkelheber, Schmerzverstärkung durch Oberschenkelstreckung nach hinten.

- L5-Wurzelkompression: Der Schmerz sitzt im Kreuz sowie an der Innenseite des Unterschenkels, evt. eine Schwäche der Unterschenkelstrecker.
- L4/5-Wurzelkompression: Schmerz von Kreuz in die hinteren Pobacken

ziehend, Oberschenkel hinten und seitlich, weiterhin in den seitlichen Unterschenkeln, seitliche Sprunggelenke, manchmal auch in den Fußrücken, Taubheit in Fußrücken und Großzehe, Schwäche der Fuß- und Zehenheber.

Wie wird ein Bandscheibenvorfall behandelt?
- Konservative Therapie: Halten Sie Bettruhe, um die Wirbelsäule zu entlasten. Bei Vorfällen im Bereich der Halswirbelsäule erfolgt eine Ruhigstellung durch eine Halsmanschette.

Medikamente: NSAR (z. B. Voltaren®, Ibuprofen®) als Tabletten, Injektionen oder Infusionen; Kortison zur Abschwellung; Muskelrelaxanzien; Antidepressiva bei fortgeschrittener Schädigung; bei starken Schmerzen Opiate, z. B. in Form eines Schmerzpflasters.

Physiotherapie: Kräftigung der Rückenmuskulatur, um die Wirbelsäule zu entlasten und weiteren Bandscheibenvorfällen vorzubeugen.
- Operation: Zu Operationen an der Bandscheibe wird heute nur noch sehr selten geraten, da die Heilungserfolge durch eine konservative Therapie in der Regel gut sind. Eine sofortige Operation ist bei akuten Vorfällen mit Lähmungserscheinungen angesagt. Eine relative Indikation besteht, wenn sich durch konservative Therapie die Schmerzen nicht ausreichend kontrollieren lassen, wenn es sich um komplizierte Bandscheibenvorfälle handelt (z. B. mehrere Etagen betroffen sind oder die Bandscheibenvorfälle schon längere Zeit bestehen). Nach einer Operation kann sich Narbengewebe bilden, das in ungünstigen Fällen zu wuchern beginnt.
- Minimalinvasive Verfahren kommen bei einfachen Bandscheibenvorfällen und -protrusionen in Frage, nicht jedoch bei einer Sequestration. Klassische minimalinvasive Verfahren sind: Chemonukleolyse (chemisches Verflüssigen und anschließendes Absaugen des inneren Gallertringes), Laserabtragung der Bandscheibe und die perkutane Nukleotomie (der innere Gallertring wird abgesaugt)
- Mikrochirurgische Chirurgie: Über einen kleinen Schnitt wird unter Einsatz eines Mikroskopes der Bandscheibenvorfall herausgeschnitten.

> **WICHTIG**
> Wie schütze ich mich vor einem Bandscheibenvorfall? Die wichtigste Vorsorge, die vor einem Bandscheibenvorfall schützt, ist die Kräftigung der Rückenmuskulatur.

»Hexenschuss«
Die »Hexenschuss« oder auch »Ischias«, der Mediziner spricht vom Lumbago

Häufige Schmerzbilder

oder Lumboischialgie, ist eines der häufigsten Schmerzbilder. Es handelt sich um ein äußerst schmerzhaftes Krankheitsbild. Die Symptome sind vielfältig, von plötzlich einschießenden, heftigen Schmerzen (Hexenschuss!) im Lendenwirbelbereich, bis hin zu eher dumpfen Beschwerden, die keiner Region genau zugeordnet werden können und die in das Gesäß oder die Beine ausstrahlen. Der Schmerz kann plötzlich auftreten, z. B. nach Heben von schweren Lasten, durch Nässe oder Kälte, oder der Schmerz kann lang anhalten, immer wieder auftreten und chronisch werden.

Die Ursachen können mannigfaltig sein, und nicht bei jedem Patienten lässt sich eine Ursache finden:
- Fehlhaltungen
- Haltungsschäden mit Folge von Fehlstellung der kleinen Wirbelgelenke
- Muskelhartspann (gut tastbare Muskelverhärtungen, ausgelöst durch dauernde Muskelanspannung, ähnlich den Triggerpunkten)
- myofasziale Beschwerden
- Instabilität des Wirbel-Becken-Segments, d. h. des Bereichs, wo die Wirbel mit dem Becken verwachsen sind
- Osteoporose
- Bandscheibenvorfall

> **WICHTIG**
>
> Suchen Sie sofort Ihren Arzt auf, wenn Sie die Blasenfunktion nicht mehr unter Kontrolle haben oder in der Leistengegend gefühllos werden.

Bei der Behandlung ist vor allem Ihre Eigeninitiative gefragt:
- Kräftigung der Muskulatur
- Bettruhe maximal 2 Tage (Stufenbett!), dann Bewegung, die den Schmerzen angepasst ist
- Medikamente: NSAR (immer mit Magenschutz!, siehe S. 120), Muskelrelaxanzien
- Nicht medikamentös: Wärmepackungen, Rotlicht, Einreibungen mit durchblutungsfördernden Mitteln
- Rückenschule, Manualtherapie (nur bei funktionellen Störungen wie Blockierung der Wirbelgelenke), Massage etc., wenn die Beschwerden länger als eine Woche anhalten
- Entspannungstechniken
- Infiltration von Lokalanästhetika

Komplizierte Rückenschmerzen

Zu den komplizierten Rückenschmerzen zählen die chronischen Rücken- und Beinschmerzen. Das sind Schmerzen, die im Rücken und/oder den Beinen verspürt werden und die von einer Wirbelsäulenerkrankung herrühren können.

Zu den möglichen Erkrankungen gehören:
- Chronische Schmerzen nach Wirbelsäulenoperationen (englisch Failed-Back-Surgery-Syndrome – FBBS)
- Bandscheibenvorfälle
- Osteoporose (Knochenerkrankung, bei der die Knochensubstanz abgebaut wird)
- Spinalstenose (Verengung des Raums rund um das Rückenmark)

Bei den chronischen, komplizierten Rückenschmerzen, die glücklicherweise selten sind, helfen oft nur sehr aufwändige Konzepte, die viele Bausteine beinhalten: Medikamente, Physiotherapie, evt. Psychotherapie und Verhaltenstherapie, Einbeziehung des Arbeitsplatzes und des sozialen Umfelds, aktive Bewegung (Sport!), Krafttraining zur Muskelverbesserung. Leider werden solche multidisziplinären Behandlungsprogramme in Deutschland selten durchgeführt. Oft beschränkt sich die Behandlung auf die Gabe von Analgetika.

> **PRAXISTIPP**
>
> **Gute Diagnostik ist wichtig!**
>
> Rückenschmerzen liegen nur selten ernsthafte Erkrankungen zugrunde. Es gibt aber einige Hinweise darauf und wenn einer der folgenden Punkte bei Ihnen zutrifft, sollten Sie auf jeden Fall einen Arzt zu Rate ziehen und es muss eine umfassende Diagnose gemacht werden. Geben Sie sich nicht zufrieden mit der Diagnose »psychogene Rückenschmerzen«, wenn vorher keine umfassende Diagnose durchgeführt wurde.
>
> Hinweise auf eine möglicherweise ernsthafte Erkrankung:
> - vorhergehender Unfall, Sturz
> - Rückenschmerzen, die sich plötzlich stark verschlimmern
> - Lähmungserscheinungen
> - Osteoporose
> - Tumorerkrankung
> - Gewichtsverlust ohne ersichtlichen Grund
> - Fieber
> - Rheumatische Erkrankung
> - HIV-Infektion

Arthroseschmerzen

Der Arthroseschmerz ist ein typischer Nozizeptorschmerz. Der Arzt hat in seiner täglichen Praxis viele Patienten, die über Arthroseschmerzen klagen und von ihm Hilfe und Beratung erwarten. Häufig betroffene Stellen sind Schulter,

Häufige Schmerzbilder

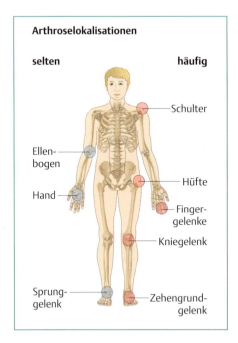

▲ Häufige und seltene von einer Arthrose betroffene Stellen.

Hüfte, Fingergelenke, Kniegelenk, Zehengrundgelenk. Selten findet man eine Arthrose an Ellenbogen, Hand und Sprunggelenk

Was ist die Ursache der Arthrose bzw. des Schmerzes? Die Arthrose beginnt mit einem Abbau des Knorpelüberzugs des Gelenks. Den Gelenkknorpel muss man sich als eine Art »Stoßdämpfer« vorstellen. Der glatte und elastische Überzug aus Knorpel schützt die Gelenke bei jeder Bewegung.

Ausgangspunkt einer Arthrose ist immer ein Knorpelschaden, der am Anfang nur auf eine kleine Fläche begrenzt und oberflächlich ist. Wenn sich die Schädigung nur auf den Knorpel begrenzt, liegt noch keine eigentliche Arthrose vor. Erst wenn eine Knochenveränderung dazukommt, spricht man von einer Arthrose. Bis es zu derartigen Knochenveränderungen kommt, vergehen oft viele Jahre. Im weiter fortgeschrittenen Stadien ist der Gelenkknorpel dann oft vollständig abgerieben und verschwunden, und im Röntgenbild sind Verdichtungen des Knochens direkt unter dem geschädigten Knorpel zu sehen. Später verschwindet der Gelenkspalt, der Knorpel ist völlig abgerieben und die freiliegenden Knochen reiben direkt aneinander. Der Knochen ist jetzt stark verändert. An den Rändern der Gelenke sind große knöcherne Zacken zu sehen, die als Osteophyten bezeichnet werden. Diese Knochenzacken können sich bei Bewegung berühren, was Schmerzen verursacht.

Die Folgen der Arthrose sind Schmerzen, Entzündungsschübe (ähnlich wie bei Rheuma, erkennbar an geschwollenem, heißem Gelenk), verdickte und verformte Gelenke und Versteifung der Gelenke. Die Beweglichkeit ist eingeschränkt.

Meist sind Arthrose-bedingte Veränderungen nicht nur auf ein Gelenk be-

Arthroseschmerzen | Häufige Schmerzbilder

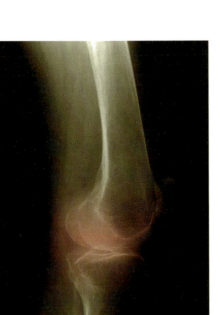

▲ Röntgenbild Arthrose

schränkt, sondern ziehen durch die arthosebedingte Fehlstellung oder Schonhaltung auch den Muskelapparat, Bänder und Sehnen in Mitleidenschaft. Patienten mit Hüftgelenksarthrose klagen nicht selten über Knie- und Rückenschmerzen. Arthrose an den großen Gelenken bereitet oft erst in weit fortgeschrittenen Stadien Schmerzen. Andererseits passen oft Röntgenbefund und Beschwerden nicht zusammen. Es gibt Röntgenbefunde, anhand derer man es kaum für möglich hält, dass der Patient noch laufen kann, wo sich die Beschwerden aber noch in Grenzen halten. Es gibt andererseits auch die Fälle, bei denen die Veränderungen im Röntgenbild noch nicht dramatisch sind, der Patient aber schon an heftigsten Ruhe- und Bewegungsschmerzen leidet.

Woran erkennen Sie eine Arthrose? Erstes Anzeichen ist der so genannte Anlaufschmerz, also der Schmerz, den man spürt, wenn man sich nach längerer Ruhephase in Bewegung setzt. Typisch ist eine Morgensteifigkeit, die sich nach 10 bis 30 Minuten bessert. Später sind die Schmerzen dauerhaft, treten auch in Ruhe und nachts auf, ein untrügliches Zeichen für eine Arthrose. Die Bewegung ist immer mehr eingeschränkt, Muskelschmerzen und Muskelkrämpfe stellen sich ein.

Medikamentöse Behandlung. Bei der medikamentösen Behandlung der Schmerzen (siehe S. 119) beginnt man mit Paracetamol oder einfachen nicht steroidalen Antirheumatika (NSAR). Bei Patienten, die in der Vorgeschichte Magenprobleme hatten, eignet sich auch Coxiben (siehe S. 122). Wenn das nicht mehr ausreicht, werden Opioide eingesetzt. Bei Arthrose kann die Schmerzintensität sehr variieren. Die Dosis der Schmerzmittel wird daher an die Schmerzstärke angepasst.

NSAR-haltige Cremes und Salben können sinnvoll sei, aber eher bei den klei-

Häufige Schmerzbilder

nen Gelenken, weniger bei den großen Gelenken wie Hüfte oder Knie.

Injektionen von Hyaluronsäure, Glukokortikoide oder Kollagen in die betroffenen Gelenke (Injektionen in die Hüftgelenke werden wegen der Gefahr von Knochennekrosen nicht durchgeführt.).

Eine weitere Möglichkeit der medikamentösen Behandlung sind die Knorpelaufbaupräparate, wie z. B. Glukosaminsulfat und Knorpelpräparate (Kollagenhydrolysat), die über längere Zeit eingenommen werden müssen. Glukosaminsulfat (Dona®200 S) ist ein hochkonzentrierter Aminozucker und Grundbaustoff für Knorpel, Sehnen, Bänder. Glukosamine werden auch für die »Gelenkschmiere« benötigt. Eine schmerzlindernde Wirksamkeit ist nach bisheriger Datenlage nicht einwandfrei nachgewiesen. Leider wird auch durch diese Präparate aus einem erkrankten Knorpel kein gesunder Knorpel. Knorpelaufbaupräparate können allenfalls den weiteren Abbau verzögern.

> **WICHTIG**
>
> Investieren Sie nicht in übertreuerte Nahrungsergänzungspräparate, die versprechen, den Knorpel eines irreversibel geschädigten Gelenks wieder aufbauen zu können. Beraten Sie sich mit Ihrem Arzt.

Nicht medikamentöse Maßnahmen. Sie können eine Menge tun, um den Therapieerfolg zu unterstützen. Geeignet sind Krankengymnastik, Unterwassermassage, Gleichstrom (wirkt Muskelverspannungen entgegen), Muskelmassagen, Ultraschall, Wärme sowie Lymphdrainagen zur Auflockerung der Muskulatur und Ödemabschwellung. Kombinieren Sie dies mit einer Balneo- oder Bädertherapie (siehe S. 160). Bei all diesen Maßnahmen geht es vor allem darum, die schmerzbedingte Fehlhaltung und die durch die Bewegungseinschränkung verkürzten Muskeln zu dehnen und zu lockern. Auch eine TENS (siehe S. 164) bietet sich an. Sie können diese Therapie selber durchführen und dosieren.

Im akuten entzündlichen Zustand, also wenn das Gelenk geschwollen und heiß ist, eignen sich Kälteanwendungen und die Ruhigstellung des Gelenkes.

Bewegung. Für Arthosepatienten ist besonders wichtig, die Gelenke in Bewegung zu halten, da durch die Bewegung der Knorpel Gelenkflüssigkeit produziert, die der Ernährung des Knorpels dient und dem Knorpelabrieb entgegenwirkt. Um einen positiven Effekt zu erzielen, kommt es aber auf die richtige Bewegungsart an.

Operationen. Operationen an den großen Gelenken wie Hüfte und Knie

Arthroseschmerzen | Häufige Schmerzbilder

> **WISSEN**
>
> Empfohlene Sportarten bei Arthrose:
> - Radfahren
> - Nordic Walking
> - Schwimmen
> - Aqua-Gymnastik
>
> Nicht empfehlenswerte Sportarten bei Arthrose:
> - Tennis
> - Joggen
> - Kampfsportarten
> - Hallensport

mit Gelenkersatz werden heute schon zu den Routineeingriffen gerechnet – Routine für den Operateur wohlgemerkt, der diese Operationen pro Jahr zigmal durchführt und große Erfahrungen gesammelt hat. Für den Patienten sind diese Operationen, bei denen es sich um große Eingriffe handelt, immer einzigartig.

Der Einsatz einer Hüft- oder Kniegelenksendoprothese wird dann empfohlen, wenn sich die Schmerzen medikamentös oder mit physiotherapeutischen Maßnahmen nicht mehr ausreichend lindern lassen, so dass der Nachtschlaf gestört ist. Den Operationstermin bestimmt immer der Patient zusammen mit einem verantwortungsvollen Arzt und zwar dann, wenn sein Leidensdruck so groß geworden ist, dass er die Situation nicht mehr aushält oder nicht mehr tolerieren kann.

Nur den »Schmerz zu operieren«, ist immer falsch. Röntgenbefund, Bewegungseinschränkung und Schmerz müssen vorhanden sein.

Wann sich Patienten für eine Operation entscheiden, ist sehr unterschiedlich. Das hängt stark mit den Lebensumständen zusammen. Eine ältere Frau zum Beispiel, ohne große sportliche Ambitionen, die einen kleinen Haushalt zu versorgen hat, wird möglicherweise lieber längere Zeit eine Gehhilfe benutzen und sich für eine Operation später entscheiden als zum Beispiel eine jüngere Frau, die voll im Berufsleben steht und auf ihre Mobilität angewiesen ist.

Die Operation sollte man allerdings nicht all zu lange hinauszögern, da im Laufe der Zeit Folgeschäden auftreten (z. B. Beinverkürzung, Rückenschmerzen aufgrund Muskelverspannungen, Sehnenverkürzungen), die später die Rehabilitation erschweren.

Wenn Sie sich für eine Operation entschieden haben, dann erkundigen Sie sich vorher, ob das Krankenhaus eine Schmerzambulanz hat oder eine Abteilung, die auf Schmerzbehandlung spezialisiert ist, die alle Stationen im Krankenhaus betreut. Dies ist der beste Garant, dass eine gute Schmerzbehandlung durchgeführt wird, welche die Heilung und Rehabilitation beschleunigt.

Häufige Schmerzbilder

Nicht mehr zu empfehlen (obwohl früher häufig durchgeführt) ist das Abschleifen der Knorpel.

Vorbeugung. Zu den wichtigsten vorbeugenden Maßnahmen gehört sicherlich die Reduktion von Übergewicht. Vermeiden Sie außerdem einseitige und zu starke körperliche Belastung. Bewegen Sie sich ausreichend und regelmäßig, denn das bessert den Knorpelstoffwechsel und fördert den Knorpelaufbau.

> **PRAXISTIPP**
>
> ### Tipps für den Alltag
>
> - Benutzen Sie eine Gehhilfe (den Stock auf der Gegenseite des erkrankten Beins, also der gesunden oder gesünderen Seite benutzen).
> - Tragen Sie festes Schuhwerk mit weichen Sohlen, die den Auftritt abfedern.
> - Wertvoll sind Stehstühle bei der Hausarbeit (z. B. beim Bügeln) für Patienten mit Hüftbeschwerden.
> - Lockern Sie mehrmals am Tag Ihre Muskeln, indem Sie sich mit der Hand am Tisch oder an der Wand abstützen und ein Bein hin- und herpendeln. Oder setzen Sie sich auf die Bettkante und lassen Sie die Beine hin und her pendeln.
> - Dehnen Sie Ihre Muskeln mit folgenden Übungen:
>   – Legen Sie sich auf den Bauch, winkeln Sie die Knie ab, fassen Sie mit der Hand den Fußrücken und ziehen Sie diese an das Gesäß.
>   – Machen Sie einen großen Ausfallschritt, stützen Sie die Hände auf dem vorderen Oberschenkel ab und dehnen Sie das nach hinten gestellte Bein (Achtung: Kein Hohlkreuz).
>   – Legen Sie sich auf den Rücken, winkeln Sie die Beine an, fassen Sie das Schienbein mit den Händen und ziehen Sie die Beine in Richtung Brust.
> - Kräftigen Sie Ihre Muskeln! Beispielsweise können Sie die Innenseite der Oberschenkelmuskeln folgendermaßen trainieren: Setzen Sie sich auf den Boden, klemmen Sie ein hartes Kissen oder einen Ball zwischen die Knie und drücken Sie die Beine kräftig zusammen, 10 Sekunden die Spannung halten.

Nacken-Schulter-Armschmerzen

Nacken-Schulter-Armschmerzen sind ebenfalls ein sehr häufiges Schmerzbild. Die Ursachen können mannigfaltig sein, weshalb eine genaue Diagnose sehr wichtig ist. Zugrunde liegen können z. B. auch Erkrankungen der Knochen, Herzbeschwerden oder andere Organerkrankungen, die in den Nacken

Nacken-Schulter-Armschmerzen — Häufige Schmerzbilder

oder Schulter-Armbereich ausstrahlen. Die Schulter gilt zum Beispiel als ein Reflexorgan innerer Erkrankungen und der Wirbelsäule.

Ursachen. Als Ursachen kommen in Frage:
- Organische Ursachen, z. B. rheumatische Erkrankungen, Verletzungen der Halswirbelsäule (z. B. nach Schleudertrauma), Veränderungen an der Wirbelsäule (z. B. Engpässe oder degenerative Veränderungen), Arthrose, Osteoporose
- Funktionelle Störungen in der Halswirbelsäule, der Brustwirbelsäule, den oberen Rippen, den Schultergelenken und der Muskulatur
- Stress und seelische Störungen, Aggressionen oder Angst können zu Verspannungen führen (sehr häufig im Nacken-Schulterbereich)

Direkte Auslöser können Zugluft, Nässe oder eine längere einseitige Kopfhaltung, z. B. beim Lesen oder Schreiben, sein.

> **WICHTIG**
>
> Seien Sie vorsichtig vor Leuten, die Sie gleich »einrenken« wollen! Manchmal schadet solche gut gemeinte Hilfe mehr, als dass sie nützt.

Behandlung. Eine Therapie »von der Stange« gibt es auch hier nicht. Wichtig ist eine sehr genaue Diagnose, damit man an die Ursache gezielt herangehen kann. Eine frühzeitige Therapie ist angezeigt, da sich die Schmerzen verselbstständigen können.

Eine breite Palette von Therapieformen kann hier eingesetzt werden, z. B.
- Medikamente (schmerzadaptiert nach dem WHO-Stufenschema)
- Manuelle Therapie: Hören Sie unbedingt auf Ihren behandelnden Arzt. Bei Bandscheibenvorfällen müssen Sie hier sehr vorsichtig sein
- Neuraltherapie
- Akupunktur
- Entspannungsverfahren

> **PRAXISTIPP**
>
> **Tipps für den Alltag**
>
> - Benutzen Sie zum Schlafen ein ergonomisch geformtes Nackenkissen oder eine Nackenrolle.
> - Vermeiden Sie längere, einseitige Haltungen – insbesondere am Arbeitsplatz.
> - Machen Sie häufig kurze Entspannungs- und Dehnungsübungen (Kopf nach hinten legen, nach vorn, Kopf drehen abwechselnd in beide Richtungen, Kopf seitwärts legen in beide Richtungen).
> - Isometrische Übungen sind sinnvoll: Verschränken Sie die Hände hinter den Kopf, drücken Sie den Kopf leicht nach vorne, dann drücken Sie den Kopf gegen die Hände, den Druck kurz halten, dann wieder entspannen.

Häufige Schmerzbilder

- Wärmepackungen
- Massagen bei schmerzhaften Muskelverspannungen
- Elektrotherapie
- TENS
- Dehnung mit Glisson-Schlinge (nicht bei fixierten Fehlstellungen)
- Infiltration von Lokalanästhetika in Triggerpunkte oder bestimmte Muskelgruppen, Quaddeln

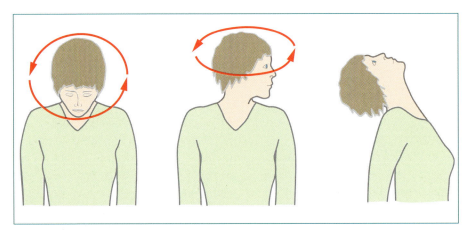

▲ Kopfkreisen.

Rheumaschmerzen

In die Gruppe der rheumatischen Erkrankungen fallen mehr als 100 einzelne Krankheitsbilder, von denen die rheumatoide Arthritis, auch chronische Polyarthritis genannt, die häufigste ist. Im Vordergrund aller rheumatischen Krankheitsbilder stehen Entzündung und Schmerz.

Rheuma ist keinesfalls nur eine Krankheit des älteren Menschen, die man sich durch zuviel Kälte und Feuchtigkeit einfängt. Auch viele junge Erwachsene und Kinder sind davon betroffen. Vorbeugen kann man einer rheumatoiden Arthritis leider nicht. Meist handelt es sich um ein immunologisches Geschehen, man spricht von einer Autoimmunkrankheit.

Das wichtigste Ziel in der Rheumabehandlung ist es, den Entzündungsprozess zu bekämpfen. Dies ist die Aufgabe des Rheumatologen, der eine rheumatologische Basistherapie durchführen wird. Manche Rheumamedika-

Rheumaschmerzen | Häufige Schmerzbilder

mente wirken erst nach längerer Einnahme, manchmal erst nach 3 Monaten. Sie müssen also etwas Geduld aufbringen.

Das große Problem beim Rheuma ist die fortschreitende Gelenkzerstörung, welche den Schmerz weiter erhöht. Hier ist eine Kombination der rheumatologischen mit einer symptomorientierten Schmerztherapie gefordert, welche sich am WHO-Stufenplan orientiert.

Ein essenzieller Bestandteil in der Behandlung rheumatischer Erkrankungen ist die physikalische Therapie. Sie trägt bei zur Schmerzlinderung, dämpft die Entzündung und verbessert die Funktion der Gelenke. In leichten Fällen lassen sich Schmerzen durch Anwendung von Wärme, Kälte oder Massagen lindern. Kälte wird auch im akuten Schub eingesetzt. Ist die Entzündung aktiv, sollte man jedoch vorsichtig mit der Physiotherapie sein. Bei einer Sporttherapie sollte man den Gelenkschutz nicht außer Acht lassen.

Alternative Therapien. Mit einigen alternativen Therapien können Sie möglicherweise den Verlauf Ihrer Erkrankung positiv beeinflussen. Gerade bei rheumatischen Erkrankungen werden Präparate der Teufelskralle empfohlen (siehe S. 171), die gegen Entzündungen und damit auch gegen Schmerzen wirksam sein sollen. Auch die Magnetfeldtherapie (siehe S. 177) wird empfohlen. Wahrscheinlich handelt es sich

---

PRAXISTIPP

Tipps für den Alltag

Auch bei Rheumapatienten gilt: Bewegen Sie sich, um die Beweglichkeit ihrer Gelenke und Muskeln zu erhalten. Das Grundprinzip lautet dabei: Wechsel zwischen Anspannung und Entspannung.
- Führen Sie beispielsweise mehrmals täglich folgende Übungen durch:
  - Für die Finger: Führen Sie Ihren Daumen der Reihe nach zu den Fingerspitzen der anderen Finger. So erhalten Sie die Beweglichkeit der Fingergelenke.
  - Für die Hüfte: Legen Sie sich auf den Rücken, die Hände flach auf den Boden und stellen Sie ein Bein auf. Das andere Bein strecken Sie nun möglichst weit nach oben und lassen es langsam auf Boden zurücksinken. Ihre Beine werden mit dieser Übung gestrafft.
  - Für die Wirbelsäule: Legen Sie sich in Rückenlage auf den Boden und winkeln Sie die Beine an. Lassen Sie die angestellten Beine abwechselnd locker nach links oder rechts fallen. Damit dehnen Sie Ihre Rumpfmuskulatur.

Häufige Schmerzbilder

bei der Wirkung aber nur um einen Plazeboeffekt. Diese alternativen Verfahren sollten auf keinen Fall die rheumatologischen Therapien ersetzen.

Osteoporose

Die Osteoporose ist eine Erkrankung des Skelettsystems, bei der sich die Knochensubstanz vermindert. Bei Osteoporosekranken können die Knochen schon beim geringsten Anlass brechen, am häufigsten sind Brüche der Wirbelkörper, am Oberschenkelhals und am Unterarm. Eine Osteoporose verläuft lange Zeit stumm und ist nur an der verminderten Knochendichte mit Hilfe der Knochendichtemessung zu erkennen.

Folgen der Erkrankung. Wird eine Osteoporose nicht rechtzeitig und wirksam behandelt, drohen folgenschwere Knochenbrüche, chronische Schmerzen, Behinderung und Pflegebedürftigkeit. Ein Wirbelkörperbruch kann so schmerzhaft sein, dass dies einem Vernichtungsschmerz gleich kommt, ähnlich wie bei einem Herzinfarkt.

Behandlung. Die Grundlage einer wirksamen Osteoporose-Behandlung ist eine Basistherapie mit Kalzium und Vitamin D (täglich 1000–1500 mg Kalzium und etwa 400/500–800/1000) Einheiten Vitamin D). Dazu gehören eine Bewegungstherapie und die körperliche Aktivierung (z. B. Muskelaufbau- und Koordinationstraining). Damit können Sie einen gesunden Knochenstoffwechsel wiederherstellen und den Gleichgewichtssinn und das Reaktionsvermögen trainieren. Die Mittel der Wahl für den Knochenaufbau sind Bisphosphonate (siehe S. 134). Sie lindern außerdem den Knochenschmerz.

▲ Durch Wirbeleinbrüche wird die Form der Rückenwirbel unwiederbringlich verändert. Osteoporosekranke entwickeln daraufhin einen Rundrücken.

Osteoporose | Häufige Schmerzbilder

> **PRAXISTIPP**
>
> ### Tipps für den Alltag
>
> Eine gesunde Ernährung unterstützt den Knochenaufbau. Ernähren Sie sich ausgewogen und besonders Kalzium- und Vitamin D-reich.
>
> Vermeiden Sie phosphathaltige (Coca-Cola, Fleisch, Wurst, Schmelzkäse) und oxalsäurehaltige (Schwarztee, Kakao, Spinat, Rhabarber, Sauerampfer) Lebensmittel, denn Phosphat vermindert die Verfügbarkeit von Kalzium, Oxalsäure reagiert mit dem im Blut und den Zellen enthaltenen Kalziumverbindungen zu unlöslichem Kalziumoxalat und stört den Kalziumstoffwechsel. Wer häufig oxalsäurereiche Lebensmittel isst, kann auch Nierensteine bekommen.
>
> Viel Kalzium ist enthalten in
> - Milchprodukten
> - Obst
> - Gemüse
> - Getreide
> - Fisch
>
> Vitamin-D-reiche Nahrungsmittel sind:
> - Fisch
> - Eier
> - Milch
> - Butter
>
> Vitamin D wird hauptsächlich (zu etwa 90 %) in der Haut durch Sonneneinstrahlung gebildet. Vitamin D über die Nahrung spielt nur eine geringe Rolle, es ist nur in wenigen Nahrungsmitteln enthalten (z. B. Lebertran, Lachs, Makrele). Verbringen Sie jeden Tag mindestens eine Stunde im Freien. Auch wenn der Himmel bewölkt ist, reicht die UV-Strahlung noch aus, um Vitamin D zu bilden.

Wie beim Rheuma ist auch bei der Osteoporose die Schmerztherapie ein wesentlicher Therapiebestandteil. Die Schmerztherapie orientiert sich wieder nach dem WHO-Stufenschema, was bedeutet, dass Opioide gegeben werden können. Auch Krankengymnastik und Rücken-Orthesen vermindern Schmerzen.

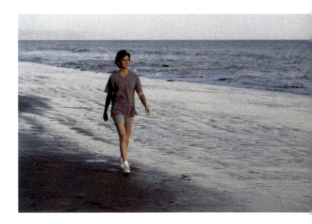

Häufige Schmerzbilder

Myofaszialer Schmerz (lokaler Muskelschmerz)

Myofasziale Schmerzen sind an bestimmten Stellen auftretende Muskelschmerzen, sie können plötzlich in Erscheinung treten und chronifizieren. Am häufigsten treten diese Schmerzen im Schulter-Nacken-Arm-Bereich, im Rücken und am Thorax auf. Ein Druck auf umschriebene Veränderungen in der Muskulatur löst einen ausstrahlenden Schmerz aus, der innerhalb eines bestimmten Bereichs gespürt wird. Der Druck kann auch lokale Muskelzuckungen auslösen.

Behandlung. Die Behandllung der myofaszialen Schmerzen erfolgt mittels der Stretch-and-Spray-Methode (siehe S. 163), Kältesprays, Triggerpunktinfiltration (siehe S. 117) und Massagen. Muskelschmerzen im Rücken- oder Nacken-, Hals- und Schulterbereich sind nicht selten auf innere Verspannungen, seelische Belastung zurückzuführen. Hier kann also auch die Verhaltenstherapie einen wichtigen Beitrag leisten.

Bewegung. Mit einer Reihe von Dehnübungen kann man dem Schmerz entgegenwirken. Bei Verspannungen in der Schulter-Nacken-Arm-Region können z. B. folgende Übungen helfen:
- Nehmen Sie den rechten Arm über die Schulter und versuchen Sie, mit den Fingerspitzen die Fingerspitzen der anderen Hand, die von unten kommt, zu berühren. Dann wechseln Sie die Armpositionen.
- Lassen Sie die Schultern kreisen, abwechselnd nach vorn und nach hinten.

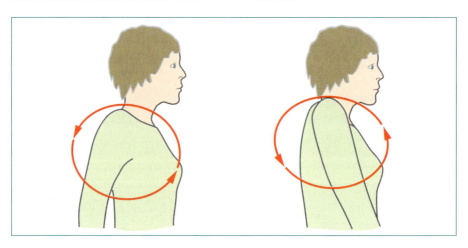

▲ Schulterkreisen.

WISSEN

Myofaszialer Schmerz – Fibromyalgie

Der myofasziale Schmerz darf nicht mit der Fibromyalgie (siehe S. 103) verwechselt werden. Es gibt zwar Gemeinsamkeiten, doch handelt es sich um zwei völlig unterschiedliche Erkrankungen. Das Verteilungsmuster der Schmerzen ist beim myofaszialen Schmerz anders und es finden sich – im Gegensatz zur Fibromyalgie – umschriebene Veränderungen in der Muskulatur (Tender points) oder auch verhärtete Muskelstränge.

- Blicken Sie über Ihre Schultern nach hinten, indem Sie Ihren Kopf, so weit es geht, drehen. Einmal links, dann wieder rechts.
- Lassen Sie langsam Ihren Kopf kreisen, nach vorn, zur Seite, nach hinten, erst die eine, dann die andere Richtung.
- Ziehen Sie die Schultern hoch, halten Sie sie und lassen Sie sie wieder fallen. Wiederholen Sie diese Übung mehrmals.
- Verschränken Sie die Hände hinter Ihrem Kopf, beugen Sie den Kopf leicht nach vorn, drücken Sie dann den Kopf gegen die Hände und halten Sie den Druck ein paar Sekunden aufrecht.

	Myofascialer Schmerz	**Fibromyalgie**
Symptom	Schmerzhafte Muskeln	Schmerzhafte Muskeln
Dauer der Beschwerden	Akuter Beginn, Beschwerden akut oder chronisch	Chronische Beschwerden
	Akuter Beginn	
Muskelpalpation	schmerzhaft	Schmerzhaft, Schmerz nicht auf eine bestimmte Stelle begrenzt
Zusätzliche Beschwerden	Gelegentlich Symptome außerhalb der Muskulatur	Immer andere Beschwerden wie z. B. Müdigkeit, Konzentrationsstörungen
Triggerpoints (druckempfindliche Stellen)	Triggerpoints, mit typischer Schmerzausstrahlung bei Druck, Druck löst Muskelzuckungen aus	Von den 18 bekannten Tenderpoints an definierten Stellen müssen 11 druckempfindlich sein (Diagnosekriterium für eine Fibromyalgie); Druck auf einen Tenderpoint ist ohne direkten Bezug zum Schmerz, Druck löst keine Muskelzuckungen aus

Häufige Schmerzbilder

Periphere arterielle Durchblutungsstörung (PAVK)

Als PAVK wird eine krankhafte Verengung der Arterien in den Extremitäten (Arme und Beine) bezeichnet, deren Hauptursache die Arteriosklerose ist. In über 90 Prozent sind die Gefäße in den Beinen betroffen. In den Anfangsstadien zwingen die Durchblutungsstörungen die Betroffenen zu Gehpausen, daher hat die Erkrankung auch ihren Namen »Schaufensterkrankheit«. Die Krankheit ist in fortgeschrittenen Stadien sehr schmerzhaft.

Beim Schmerz handelt es sich um einen durch die Minderdurchblutung (Ischämie) hervorgerufenen Muskelschmerz. Das Muskelgewebe wird nicht ausreichend mit Sauerstoff und Nährstoffen versorgt und gleichzeitig werden Abbauprodukte nicht genügend abtransportiert. Zu diesen Abbauprodukten zählt z. B. auch das Bradykinin, das die Empfindlichkeit der Schmerzmelder (Nozizeptoren) erhöht.

Erstes Anzeichen für eine PAVK sind Schmerzen unterhalb der Engstelle. Ein Schmerz im rechten Unterschenkel wird z. B. durch eine Gefäßverengung im rechten Oberschenkel verursacht. Je nach Ort der Engstelle kann sich auch ein Taubheitsgefühl im Gesäß, in den Oberschenkeln oder am Unterschenkel entwickeln. Füße und Zehen werden zunehmend kalt und empfindungslos.

Die Erkrankung wird in vier Stadien unterteilt (Einteilung nach Fontaine-Ratschow):
- Stadium 1: keine Beschwerden
- Stadium 2a/b: Belastungsschmerz nach einer Strecke von mehr als bzw. unter 200 Metern
- Stadium 3: Ruheschmerz
- Stadium 4: zusätzliche Gewebeschädigungen, Entzündungen und Geschwüre als Zeichen, dass das Gewebe abstirbt

Beim plötzlichen Verschluss einer Beinarterie durch eine Embolie oder Thrombose entsteht ein sehr starker örtlicher Schmerz, verbunden mit Kälte und Taubheit der Haut. Unterhalb der Verschlussstelle ist kein Puls mehr vorhanden. Ein akuter Arterienverschluss ist ein Notfall.

Bestimmte Krankheiten können mit der PAVK verwechselt werden, z. B. Wirbelsäulenveränderungen (Spinalstenosen). Daher wird Ihr Arzt Sie, wenn Sie sich mit Beschwerden beim Gehen in einem oder beiden Beinen in seiner Praxis vorstellen, womöglich auch nach einem früheren Bandscheibenvorfall, degenerativen Wirbelsäulenveränderungen oder Verletzungen befragen, denn auch eine Spinalkanalstenose kann entsprechende Symptome verursachen. Wenn Sie in Ruhe, beim Sitzen oder Liegen, Schmerzen in den Beinen haben, kann z. B. auch eine Venenerkrankung (Krampfadern) vorliegen, die von Ihrem Arzt jedoch völlig anders behandelt werden muss als eine PAVK.

Behandlung. Die Basistherapie besteht in der Bekämpfung der Ursachen:
- Rauchen aufgeben
- regelmäßige Bewegung
- Bluthochdruck senken
- Blutfettwerte normalisieren

> **WICHTIG**
>
> Eine der Hauptverursacher der Arteriosklerose ist das Rauchen. Allein durch die Aufgabe des Rauchens verlängert sich die Gehstrecke.

Ab Stadium 2 werden Medikamente verschrieben, die die Fließeigenschaft des Blutes verbessern – z. B. vasoaktive Medikamente wie das Naftidrofurylhydrogenoxalat (Dusodril®). Auch das reduziert die Schmerzen. Thrombozytenaggregationshemmer werden hauptsächlich eingesetzt, um das Risiko von Herzinfarkt, Schlaganfall oder akutem Gefäßverschluss zu vermindern. So mindert beispielsweise eine plättchenhemmende Therapie mit Clopidogrel (Iscover®, Plavix®) die hohe Gefährdung. Opioide können notwendig sein, wenn die Schmerzen anders nicht mehr zu beherrschen sind.

Eine wichtige nichtmedikamentöse Maßnahme ist das Gehtraining. Der Arzt ermittelt die Strecke, die Sie maximal ohne Schmerzen gehen können. Täglich sollten Sie dann ca. drei Viertel dieser Strecke mehrmals gehen. Dadurch wird die Bildung von Nebengefäßen angeregt, welche die Blutversorgung mit übernehmen können.

Operative Verfahren. Chirurgische Maßnahmen kommen vor allem dann in Betracht, wenn nur noch eine kurze schmerzfreie Gehstrecke möglich ist oder sogar schon offene Stellen am Bein vorliegen. Man kann eine verengte Ar-

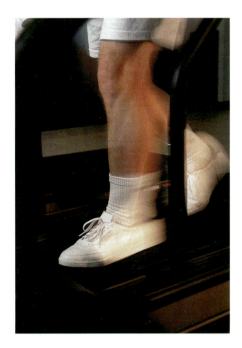

▲ Patient auf dem Laufband

Häufige Schmerzbilder

terie operativ wieder erweitern (Ballondilatation) oder eine »Umleitung« um die Engstelle legen (Bypassoperation).

- Die Ballondilatation ist eine der Standardmethoden, bei der mit einem Ballonkatheter die Engstelle aufgedehnt wird. Zusätzlich kann eine Gefäßstütze (Stent) eingesetzt werden, um einen Wiederverschluss zu verhindern.
- In manchen Fällen kann eine Bypassoperation vorteilhafter sein. Die Engstelle wird dabei durch eine Umleitung umgangen. Bei Veränderungen, die weite Teile eines Beingefäßes betreffen, werden vorwiegend Bypass-Operationen durchgeführt. Dabei wird das Blut, das ein bestimmtes Gebiet mit Sauerstoff versorgt, künstlich umgeleitet. Eine Vene oder aber auch künstliches Material können als Umleitung für ein verengtes Gefäß dienen.

PRAXISTIPP

Tipps für den Alltag

- Hören Sie auf zu rauchen! Denn Rauchen ist und bleibt ein entscheidender Risikofaktor bei der Entstehung von Herz- und Kreislauferkrankungen.
- Schlagen Sie im Sitzen ihre Beine nicht übereinander, dies behindert die Blutzirkulation zusätzlich!
- Untersuchen Sie täglich ihre Füße! Fußpilz ist ein Tor für Infektionen. Inspizieren Sie daher regelmäßig Ihre Füße. Laufen Sie nicht barfuß, denn bei Durchblutungsstörungen heilen Verletzungen schlechter. Wenn Sie Ihre Fußnägel schneiden, gönnen Sie sich zuerst ein Fußbad. Schuhe und Strümpfe dürfen nicht zu eng sein.
- Die Schmerzen beim Laufen werden durch die zu geringe Blutversorgung verursacht. Viel Bewegung trainiert Ihre Gefäße und bessert die Blutversorgung. Bewegen Sie sich, wann immer es geht: Nehmen Sie die Treppen anstatt den Aufzug, gehen Sie spazieren.
- Sollten Sie an Übergewicht leiden, normalisieren Sie Ihr Körpergewicht. Trinken Sie kalorienarme Getränke wie Kaffee, Tee und Wasser. Essen Sie ballaststoffreiche Mischkost, viel Obst und Gemüse.

Kopfschmerz Häufige Schmerzbilder

Kopfschmerz

Kopfschmerz ist das häufigste Schmerzsyndrom, noch vor den Rückenschmerzen. Man unterscheidet eine Reihe verschiedener Kopfschmerzarten, wobei hier nur auf die häufigsten eingegangen wird. Die Kopfschmerzen lassen sich auch nicht streng dem Nozizeptorschmerz oder dem neuropathischen Schmerz zuordnen. Bei der Migräne schmerzt die Gefäßwand, in der Schmerzmelder sitzen. Ursache des Spannungskopfschmerzes sind vor allem Muskelverspannungen im Nacken und Rückenbereich. Die genauen Ursachen des Cluster-Kopfschmerzes sind nicht bekannt. Handelt es sich um chronische Kopfschmerzen, so sind wie bei allen chronischen Schmerzen auch Nerven in Mitleidenschaft gezogen.

Migräne

Die Migräne ist charakterisiert durch heftige Kopfschmerzattacken, die 4-72 Stunden dauern können. Wie bei der Epilepsie ist es die Wiederholung der Anfälle, die charakteristisch ist, nicht der einzelne Anfall selbst. Häufig kommt ein Migräneanfall, wenn der Stress nachlässt. Deshalb ist die Migräne auch ein typischer Wochenendkopfschmerz. Der Kopfschmerz ist aber nur eine Komponente der Migräne. In 10–15 % der Fälle gibt es Vorboten, die Stunden oder Tage vorher auftreten. Sie bestehen aus unspezifischen Symptomen wie Stimmungswechsel, Gähnen oder Heißhunger auf bestimmte Nahrungsmittel. Begleitend zum Anfall treten oft Übelkeit, Erbrechen auf. Helles Licht verstärkt die Schmerzen. Deshalb sollten Migränepatienten sich während des Anfalls in einem ruhigen, abgedunkelten Raum aufhalten.

Typisch für Migräne ist die so genannte »Aura«. Dabei handelt es sich meist um optische Störungen wie Blitze, Gesichtsfeldausfälle, bis hin zu Halluzinationen und neurologischen Ausfällen wie vor einem Schlaganfall. Nicht jeder Migränepatient hat diese Erscheinungen. Im Gegenteil, die Migräne ohne Aura ist etwa doppelt so häufig, wie die mit Aura. Frauen leiden etwa 2–3-mal häufiger an Migräne als Männer.

Häufige Schmerzbilder

Anfallsbehandlung. Die Mittel der Wahl zur Unterbrechung der Migräneattacke sind heute die Triptane, wohingegen ergotaminhaltige Präparate nicht mehr empfohlen werden können. Ergotamin ist immer die nebenwirkungsreichste Form der Migränebehandlung und jeder reagiert unterschiedlich auf Ergotamine, wobei es große Schwankungen gibt. Es bereitet deshalb Schwierigkeiten, die richtige Dosierung zu finden. Manche Patienten können ihre Attacken auch mit Aspirin oder Paracetamol (am besten als Brausetabletten) unterbrechen. Wenn das funktioniert, kann man es dabei belassen, es sei denn, es treten Nebenwirkungen von Aspirin auf.

> **WICHTIG**
>
> Zur Unterbrechung des Anfalls muss man gleich mit einer ausreichend hohen Dosis beginnen, z. B. Aspirin in einer Dosierung von 1000 mg. Damit kupiert man den Schmerz. »Nachlegen« bringt in der Regel nichts mehr.

Migräneprophylaxe. Bei einer Häufigkeit von mehr als vier Anfällen pro Monat sollten Sie versuchen, gezielt vorzubeugen. Dabei kommen verschiedene Präparate und Methoden in Betracht:

- Die DMKG (Deutsche Migräne- und Kopfschmerz Gesellschaft) empfiehlt an erster Stelle die Betablocker Metoprolol und Propranolol. Der Wirkmechanismus ist nicht bekannt.
- Valproinsäure steht an 2. Stelle. Es handelt sich dabei um ein Antikonvulsivum (siehe S. 133).
- Serotoninantagonisten (Methysergit, Pizotifen) haben Nebenwirkungen wie Gewichtszunahme und Müdigkeit.
- Kalziumkanalblocker (Verapamil, Flunarizin).
- Magnesium wird gelegentlich zur Anfallsprophylaxe empfohlen. Die Wirksamkeit ist allerdings umstritten, da es nur wenige Studien gibt, die nicht aussagekräftig genug sind.
- Riboflavin (Vitamin B2) scheint gegenüber Plazebos im Hinblick auf die Reduktion der Attackenhäufigkeit und Verringerung der Kopfschmerztage eine Wirkung zu zeigen. Die Wirkung setzt nach etwa einem Monat ein und ist nach 3 Monaten am deutlichsten ausgeprägt.
- Mutterkraut (Tanacetum prathenium): Nach DMKG ist der migräneprophylaktische Effekt von Mutterkraut nicht ausreichend gesichert. Die aktiven Substanzen sind noch nicht bestimmt, weitere klinische Studien sind notwendig.
- Nach neuesten Studien können Migränepatienten mithilfe des Biofeedbacks (siehe S. 152) lernen, einen Migräneanfall frühzeitig zu erkennen und möglicherweise zu beherrschen.

Nichtmedikamentöse Therapie. Aus dem großen Spektrum der nichtmedikamentösen Therapien haben sich vor allem die Verhaltenstherapie mit Biofeedback (siehe S. 152) und verschiedene Formen der Entspannungstherapie als wirkungsvoll erwiesen. Akupunktur scheint hier eher nicht zu wirken. (Falls Akupunktur eine Wirkung zeigt, so handelt es sich wohl eher um einen Spannungskopfschmerz.

Spannungskopfschmerz

Vom Spannungskopfschmerz spricht man bei einer Kopfschmerzdauer von 30 Minuten bis 7 Tage. Der Schmerz bewegt sich vom Nacken bis in beide Schläfen oder in die Stirnregion. Meist lastet ein beidseitiger Druck auf dem Kopf, ähnlich einem Gefühl, als ob der Kopf in einem Schraubstock wäre. Die Schmerzstärke ist gering bis mäßig, sie nimmt durch leichte körperliche Aktivität nicht zu. Im Gegensatz zur Migräne bestehen keine Übelkeit oder Erbrechen, keine Licht- und Wärmeempfindlichkeit. Beim Spannungskopfschmerz handelt es sich ursprünglich um einen Nozizeptorschmerz.

Die eigentliche Ursache des Spannungskopfschmerzes wird kontrovers diskutiert. Eine Wechselwirkung von Stress und Muskelverspannung ist anzunehmen.

Behandlung. Akute Spannungskopfschmerzen reagieren meist auf NSAR, also Aspirin, Paracetamol oder Ibuprofen (siehe S. 199).

Vorbeugung. Zur Vorbeugung eignen sich niedrig dosierte Antidepressiva (Amitriptylin, siehe S. 132). Wenn der Kopfschmerz sich nach vier Monaten deutlich verbessert hat, sodass kein größerer Leidensdruck mehr besteht und der Patient seinen Alltagsaktivitäten wieder nachgehen kann, sollte ein langsamer Absetzversuch (Ausschleichen) gemacht werden.

Nicht medikamentöse Therapien. Die Wirksamkeit von Entspannungsübungen und EMG-Biofeedback ist eindeutig nachgewiesen. Allein hierdurch kann die Kopfschmerzhäufigkeit um ca. 50 % gesenkt werden. Das EMG-Biofeedback misst den Blutfluss an der Schläfenarterie. Der Spannungskopfschmerz kommt meist aus dem Nacken heraus – dort muss auch die Behandlung ansetzen. Physikalische Therapien (Krankengymnastik und Massage) sind gleichfalls hilfreiche Maßnahmen und gut wirksam insbesondere im akuten Schmerzzustand.

Häufige Schmerzbilder

Stressbewältigungstraining und andere verhaltenstherapeutische Maßnahmen sind ebenfalls sinnvoll. Vermeiden Sie einen exzessiven Analgetikagebrauch, besonders von Kombinationspräparaten z. B. mit Ergotamin-Anteilen. Sie können nicht selten zum Kopfschmerzmittel-Kopfschmerz (siehe medikamenteninduzierter Kopfschmerz S. 88) führen.

Akupunktur ist bei Spannungskopfschmerz auch gut wirksam. Sie hilft zwar nicht bei jedem, sollte aber auf alle Fälle versucht werden. Viele »Migränepatienten«, deren Kopfschmerz durch Akupunktur gebessert wurde, sind in Wirklichkeit Patienten mit Spannungskopfschmerz.

Cluster-Kopfschmerz

Wann handelt es sich um einen Cluster-Kopfschmerz?

Ein Cluster-Kopfschmerz liegt vor, wenn mindestens fünf Attacken aufgetreten sind, die die nachfolgenden Kriterien enthalten (A–D):
- A: Starke oder sehr starke einseitige Schmerzattacken um die Augenregion oder temporal lokalisiert, die unbehandelt 15 bis 180 Minuten anhalten
- B: Begleitend zu den Schmerzattacken mindestens eines der folgenden Begleitsymptome, immer auf der Schmerzseite:
  – Rötung der Bindehaut des Auges
  – Tränenfluss
  – Verstopfte Nase
  – Nasenlaufen
  – Schweißausbruch auf der Stirn
  – Pupillenverengung
  – hängendes Oberlid
  – geschwollene Augenlider
- C: Die Anfallshäufigkeit schwankt von einer Attacke jeden zweiten Tag bis zu acht Attacken pro Tag
- D: Der Kopfschmerz ist nicht auf eine andere Erkrankung zurückzuführen.

Bei manchen Patienten kann der Cluster-Kopfschmerz die Seite wechseln. Vom Cluster-Kopfschmerz sind deutlich mehr Männer betroffen als Frauen. Die Ursache des Cluster-Kopfschmerzes ist bis heute unklar.

Behandlung. Die Behandlung eines akuten Anfalls erfolgt mit Sauerstoffinhalation (100 %) über eine Maske mit sieben Liter pro Minute gegeben für ca. 10 bis 15 Minuten. Der Anfall sollte nach ca. zwei Minuten weg sein, wenn es sich wirklich um einen Cluster-Kopfschmerz handelt. Mindestens ebenso wirkungsvoll sind Triptane (Injektion unter die Haut). Sie können innerhalb von 10 bis 15 Minuten bei bis zu 80 % der Patienten den Schmerz unterbrechen.

Vorbeugung. Insbesondere der Kalziumantagonist Verapamil und Lithium haben sich bei der Prophylaxe als wirkungsvoll erwiesen.

Kopfschmerz in Verbindung mit Schädel-Hirn-Trauma

Der akute posttraumatische Kopfschmerz ist meist leicht bis mäßig schwer, oft verknüpft mit Geräusch- und Lichtempfindlichkeit sowie Schwindel und Übelkeit mit Erbrechen, weiterhin Reizbarkeit und Konzentrationsstörungen. Er wird durch körperliche Betätigung verstärkt und hat oft pulsierenden Charakter, hat also viele Ähnlichkeiten mit der Migräne.

Ein Schädel-Hirn-Traum kann auch Migräne- oder Cluster-Kopfschmerzanfälle auslösen. Allerdings muss die Krankheit schon vorher angelegt sein, sie entsteht nicht neu durch das Schädel-Hirn-Trauma. Wie bei allen Schmerzformen kann auch der Schädel-Hirn-Trauma-Kopfschmerz chronifizieren (in weniger als 1 % der Fälle).

Behandlung. Die Behandlung chronischen posttraumatischen Kopfschmerzes ist wegen der engen Verflechtung von organischen und pychosozialen Faktoren kompliziert. Denn ein Trauma des Kopfes ist immer auch ein psychisches Trauma. Das Bewusstsein zu verlieren ist bedrohlich und man verspannt sich unwillkürlich. Der Patient glaubt fest, dass der Kopfschmerz von Trauma herrührt. Bei 90 % der Betroffenen ist das jedoch nicht der Fall, sondern es hat sich ein Spannungskopfschmerz entwickelt. Dass das Trauma selbst Kopfschmerzen hervorruft, ist bei leichten bis mittelschweren Schädel-Hirn-Traumen selten. Dementsprechend sind psychotherapeutische und Entspannungsverfahren sowie verhaltenstherapeutische Maßnahmen bei der Behandlung meist sehr hilfreich. Medikamentös kann man eine Behandlung mit dem muskelrelaxierenden Flupiritin (siehe S. 123), in Kombination mit einfachen Schmerzmitteln (NSAR, Aspirin oder Paracetamol®, siehe S. 119) versuchen.

> **WICHTIG**
>
> Vorsicht bei langfristiger täglicher Schmerzmitteleinnahme. Sie können zur Chronifizierung beitragen.

Häufige Schmerzbilder

Medikamenten-induzierter Kopfschmerz

Auch die missbräuchliche Einnahme von Kopfschmerzmitteln kann zu Kopfschmerzen führen!

Die Leidensgeschichten der Betroffenen ähneln sich meist: Ursprünglich leiden sie unter Migräne oder Spannungskopfschmerzen, die nicht ausreichend behandelt werden. Die Patienten greifen in ihrer Not zu freiverkäuflichen Mitteln und behandeln sich selbst. Sie beachten die Anweisungen des Arztes nicht und nehmen die Medikamente nach Gutdünken ein. Hierdurch kommt es zu einem »Toleranzphänomen«, was bedeutet, dass immer größere Mengen des Schmerzmittels notwendig sind, um die gleiche Wirkung zu erreichen. Die Patienten versuchen dann durch Dosiserhöhung die Wirkung der Schmerzmittel zu erhöhen. Die Betroffenen sind oft in ihrem Alltag stark gefordert und versuchen durch die Medikamenteneinnahme ihre Leistungsfähigkeit zu erhalten.

Alle Kopfschmerzmittel, die missbräuchlich, d. h. zu häufig, zu lange oder falsch dosiert eingesetzt werden, können diesen Kopfschmerz verursachen. An erster Stelle stehen hier die Mischpräparate und Ergotamine, in letzter Zeit auch häufiger Triptane.

Behandlung. Bei einem Kopfschmerzmittel-induzierten Kopfschmerz muss das Schmerzmittel abgesetzt werden, eine Dosisverringerung bringt nichts. Dieser Schmerzmittelentzug ist nicht einfach und kann nur mit der Hilfe eines erfahrenen Arztes Erfolg haben.

Vorbeugung. Um die Bildung eines Medikamenten-induzierten Kopfschmerzes zu verhindern empfiehlt die Deut-

> **WISSEN**
>
> ### Kennzeichen des Medikamenten-induzierten Kopfschmerzes
>
> - Der Schmerz tritt an mindestens 15 Tagen pro Monat auf und ist leicht bis mäßig. Bei missbräuchlicher Einnahme von Triptanen kann der Kopfschmerz stark sein.
> - Die Kopfschmerzqualität ändert sich – es wird daraus ein dumpf/drückender Dauerkopfschmerz, meist beidseitig, bei missbräuchlicher Einnahme von Triptanen einseitig, pulsierend. Der Kopfschmerz nimmt bei körperlicher Aktivität zu.
> - Der Kopfschmerz bessert sich vorübergehend durch Einnahme des Schmerzmittels, wird dann bald wieder stärker.
> - Der Kopfschmerz klingt ca. innerhalb von zwei Monaten nach kontrolliertem Entzug ab oder bessert sich deutlich.

sche Migräne- und Kopfschmerzgesellschaft Kopfschmerz- und Migränemittel höchstens an zehn Tagen pro Monat und maximal drei Tage hintereinander einzunehmen. Mindestens 20 Tage im Monat sollten frei von einer Schmerzmitteleinnahme sein, rezeptfreie Mittel eingerechnet.

Häufige Schmerzbilder

Neuropathische Schmerzen

Im folgenden Kapitel werden häufige neuropathische Schmerzbilder vorgestellt. Neuropathische Schmerzen werden als brennend (z. B. Herpes zoster) oder einschießend (z. B. Trigeminusneuralgie) empfunden. Sie gehören mit zu den am schwersten behandelbaren Schmerzsyndromen und sind typischerweise begleitet von Depression, Angst und Schlafstörungen. Wichtig bei der Behandlung der neuropathischen Schmerzen ist daher, dass die psychischen Begleitstörungen mitbehandelt werden.

Die Wechselwirkungen zwischen dem Schmerz und der Depression, der Angst und den Schlafstörungen sind sehr vielfältig. Einerseits führt der Schmerz zu Depressionen, Angst und Schlafstörungen, andererseits wird die Schmerzschwelle durch diese psychischen Begleitstörungen auch wieder erniedrigt.

Hilfe bringt daher nur ein ganzheitlicher Behandlungsansatz.

Beispiele für Schmerzarten, die den neuropathischen Schmerzen zugeordnet werden, sind Neuralgien (Trigeminus-Neuralgie, Zoster-Neuralgie, Neuralgien durch Engpass-Syndrome) sowie Neuropathien (z. B. diabetische Neuropathie, durch Alkohol induzierte Neuropathie).

Auslöser. Schmerzhafte Neuropathien können durch unausgewogene Ernährung, Alkoholismus, Gifte, Infektionen oder Autoimmunerkrankungen (Erkrankungen mit Fehlfunktionen des Abwehrsystems des Körpers) ausgelöst werden. Sie können auch die Folge von organischen Erkrankungen wie Nierenversagen oder Krebs sein. Bei etwa einem Drittel aller Fälle ist der Grund der Neuropathie unbekannt.

Symptome. Die gemeinsamen Symptome der neuropathischen Erkrankungen sind Schmerzen, das Gefühl des Brennens, Schwäche und Taubheitsgefühle. Diese Symptome treten meistens in Händen oder Füßen auf. Die Behandlung konzentriert sich auf den zugrunde liegenden Zustand bzw. die Erkrankung, wenn sie bekannt ist.

Behandlung. Vor Beginn einer medikamentösen Therapie muss immer erst nach möglichen Ursachen gesucht werden – zum Beispiel ob ein Engpass-Syndrom (z. B. Karpaltunnelsyndrom) besteht, bei dem vielleicht eine Operation zu Schmerzfreiheit führen kann. Bei der diabetischen Neuropathie führt eine gute Blutzuckereinstellung zur Schmerzlinderung.

Bei vielen neuropathischen Schmerzen hilft jedoch nur eine rein symptombezogene medikamentöse Behandlung. Die Medikamente müssen ausreichend lang und in ausreichend hoher Dosierung eingesetzt werden. Das verlangt Geduld! Geben Sie also nicht auf, wenn sich nicht sofort eine Schmerzlinderung einstellt.

Zur medikamentösen Basistherapie des neuropathischen Schmerzes gehören trizyklische Antidepressiva (z. B. Amitriptylin, siehe S. 132), Antikonvulsiva (z. B. Gabapentin) und Opioide.

> **WICHTIG**
>
> Wundern Sie sich nicht, wenn Ihr Arzt Ihnen ein Antidepressivum wegen der Schmerzen verordnet. Er kann damit den neuropathischen Schmerz wirksam behandeln.

Opioide sind nachweislich auch bei neuropathischen Schmerzen wirksam. Allerdings gibt es Patienten, die nicht auf Opioide ansprechen (so genannte »Non-Responder«). Wahrscheinlich hängt das damit zusammen, dass den neuropathischen Schmerzen sehr unterschiedliche Mechanismen zugrunde liegen. Wer zu den Non-Respondern zählt, lässt sich nicht voraussagen. Ein Versuch mit Opioiden muss also immer gemacht werden.

In ausgewählten Fällen können Sympathikus-Blockaden oder eine Lokalanästhesie (z. B. Triggerpunktanalgesie, periphere Nervenblockaden, siehe S. 117) hilfreich sein.

> **ERFAHRUNG**
>
> Aus meiner langjährigen Erfahrung heraus würde ich Ihnen als Patient mit chronischen neuropathischen Schmerzen zusätzlich Memantine (Axura®, Ebixa®) verordnen. Ihnen muss aber bewusst sein, dass Memantine frühestens nach einem halben Jahr schmerzlindernd wirkt.

Diabetische Polyneuropathie

Bei der diabetischen Polyneuropathie als Begleiterscheinung der Zuckerkrankheit handelt es sich um einen typischen neuropathischen Schmerz. Neben der alkoholischen Neuropathie ist sie die häufigste Neuropathieform. Die Symptome sind:

- Wadenkrämpfe
- Parästhesien (kribbelnde Missempfindungen)

Häufige Schmerzbilder

- Dysästhesien (brennende, elektrisierende, einschießende Missempfindungen)
- Hyperpathie (schmerzhafte Missempfindungen bei leichter Berührung oder Temperaturreiz)

Medikamentöse Behandlung. Die wichtigste Therapie ist die gute Einstellung des Blutzuckers mit Insulin!

Des Weiteren kann man versuchen, die neuropathischen Missempfindungen mit verschiedenen Substanzen zu beseitigen:
- Antidepressiva (bevorzugt bei brennenden Schmerzen)
- Antikonvulsiva (Gabapentin; bevorzugt bei einschießenden Schmerzen, wirken auch peripher bei der diabetischen Polyneuropathie)
- Infusionen mit alpha-Liponsäure (starker Radikalfänger mit zentralnervöser Wirkung gegen neuropathische Missempfindungen; 600 mg pro Tag)
- Opioide
- Kurzfristiger Versuch mit Kortikosteroiden
- Kalzium, Magnesium, Verapamil oder Baclofen bei nächtlichen Wadenkrämpfen

Nicht medikamentöse Verfahren: Eine Reihe von Maßnahmen können die Behandlung unterstützen:
- Physikalische Therapie
- Massagen
- Krankengymnastik
- Lymphdrainagen
- TENS
- Bewegung
- Psychotherapie

> **WICHTIG**
>
> Bewegung und Gehübungen sind besonders wichtig. Sie unterstützen auch die Behandlung der Diabetes.

Restless legs (unruhige Beine)

Beim Restless-legs-Syndrom handelt es sich um unangenehme Reizsymptome, Missempfindungen in den Beinen, die vorwiegend nachts auftreten. Begleitend können nächtliche Wadenkrämpfe und schmerzhafte Hitze- und Kältegefühle auftreten. Sehr unangenehm ist der Bewegungsdrang. Die Betroffenen können ihre Beine nicht stillhalten. Wenn sie aufstehen und etwas umhergehen, bessern sich die Beschwerden, wenn sie sich wieder hinlegen, sind sie wieder da. Dadurch ist der Schlaf verständlicherweise sehr gestört und die Patienten leiden zusätzlich sehr unter Schlafmangel, was die Schmerzempfindlichkeit noch erhöht. Das Restless-legs-Syndrom kann die Folge einer Polyneuropathie sein. Die Behandlung erfolgt mit Gaben von L-Dopa zusammen mit Benserazid. Leider ist die Wirkung nicht von Dauer. Die Dosis muss in der Regel immer wieder entsprechend der Schmerzstärke angepasst werden.

Morbus Sudeck

Unter diesem Begriff werden Schmerzbilder zusammengefasst, die Schmerzen mit zusätzlicher Überempfindlichkeit bis hin zu Berührungsschmerz (Alodynie), vegetativen Erscheinungen, Veränderungen des Aufbaus von Haut und Knochen sowie Einlagerungen von Ödemen und von Funktionsverlust im Gelenkbereich beschreiben. Bei all diesen Krankheitsbildern spielen Fehlfunktionen des vegetativen und sympathischen Nervensystems eine entscheidende Rolle. Der Schmerz wird meist als drängend beschrieben, kann spontan auftreten oder im Gefolge mit Überempfindlichkeit einhergehen.

ERFAHRUNG

Wie Morbus Sudeck entstehen und übersehen werden kann

Nach einer Sportverletzung wurde der Patient am Sprunggelenk operiert. Diese Operation in einer Spezialklinik ist bestens verlaufen, das beste Material wurde verwandt. Trotzdem ist das Bein geschwollen und wird immer heißer.

Der Hausarzt überlegt: »Der Patient kommt ja aus einer Spezialklinik. Eigentlich muss alles in Ordnung sein. Er dürfte keine Schmerzen haben«. Auf die Idee, dass sich eine andere Krankheit entwickelt haben könnte, kommt er zunächst nicht. Dadurch wird die Diagnose verzögert und der Patient möglicherweise mit nicht wirksamen Medikamenten behandelt oder auch gar nicht behandelt und mit seinen Schmerzen allein gelassen.

Den Chirurgen trifft keine Schuld am Morbus Sudeck, es handelt sich ja dabei um eine Fehlfunktion des sympathischen Nervensystems. Schuld am eigentlich vermeidbaren Leiden des Patienten trifft den Chirurgen wie den Hausarzt nur, wenn er nicht an Morbus Sudeck denkt. Bei Schmerzen nach einer Operation, die eigentlich nicht sein dürften, sollten immer die Alarmglocken läuten und eine Überweisung an den Schmerztherapeuten oder Neurologen erfolgen.

Häufige Schmerzbilder

Folgender Verlauf ist typisch:
- Entwicklung der Schmerzen nach einer Schädigung oder zwangsweisen Ruhigstellung
- Beginn auf einer Seite, kann in seltenen Fällen auf die Gegenseite übergehen
- Beginn der Symptome gewöhnlich innerhalb eines Monats

Entstehung. Ein Morbus Sudeck, auch sympathische Reflexdystrophie genannt, kann vielfältige Ursachen haben:
- Operationen
- Frakturen und Verrenkungen
- Weichteilverletzungen
- Entzündungen von Zähnen, Bändern und Schleimbeuteln
- Arthritis
- Thrombose der tiefen Venen
- Immobilisation
- Verletzungen des Rückenmarks

Man erkennt dieses Krankheitsbild an einer Reihe von Symptomen:
- Unterschiede in der Hautfarbe
- Temperaturunterschiede
- Bewegungseinschränkungen
- Verschlimmerung bei körperlicher Betätigung
- Überempfindlichkeit
- Koordinationsstörung
- Zittern
- Unwillkürliche Muskelzuckungen
- Lähmungen
- Störungen des Aufbaus von Muskeln, Haut, Nägeln, Knochen
- Übermäßige Schweißsekretion, Änderung des Haar- und Nagelwachstums

Behandlung: Die Behandlung sollte möglichst direkt begonnen werden. Im akuten Fall erfolgt die Ruhigstellung des betroffenen Körperteils und lokale Kälteanwendung. Relativ zügig sollte mit einer Bewegungstherapie (Krankengymnastik); Bädern und Lymphdrainage begonnen werden – zunächst moderat, dann forciert.

Langfristig die besten Erfolge bringen eine Sympathikusblockade (Sympathikolyse mit Guanethidin) in Kombination mit intensiver Krankengymnastik und psychischer Unterstützung (Erlernen der Schmerzverarbeitung).

Eine Zerstörung des Sympathikus durch operative Entfernung oder Hitzebehandlung zeigen kurzfristig zuweilen gute Erfolge, die Langzeitresultate sind aber schlecht.

Rückenmarksnahe Behandlungen mit verschiedenen Mitteln haben sich nicht durchsetzen können. Eine Behandlung mit TENS (siehe S. 164) kann hilfreich sein. Die Elektrostimulation des Rückenmarks kann ebenfalls hilfreich sein. Psychologische Maßnahmen haben wie bei allen chronischen Schmerzerkrankungen eine zentrale Bedeutung.

Wirksam als medikamentöse Begleittherapie sind Schmerzmittel (Metamizol, Opioide), Antidepressiva, Bisphosphonate, Calcitonin.

Engpass-Syndrom

Unter dem Begriff Engpass-Syndrom fasst man eine Gruppe von Erkrankungen zusammen, die durch Einengung von Nerven entstehen. Vorzugsweise treten diese Einengungen an Armen und Beinen auf, dort wo die Nerven durch enge Passagen ziehen (daher der Name »Engpass«), die von Knochen geformt werden. Baut sich an diesen Passagen ein erhöhter Gewebedruck auf, z. B. aufgrund einer Entzündung, dann wird der Nerv eingeengt. Anfangs treten Gefühlsstörungen auf wie Kribbeln oder Taubheitsgefühl, im weiteren Verlauf treten Schmerzen auf und schließlich auch Lähmungen.

Vom Engpass-Syndrom kann immer erst gesprochen werden, wenn es anhand Nervenleitungsmessung und Spontanaktivität der Muskulatur genau diagnostiziert wurde.

Behandlung. Die Behandlungen richten sich nach Ursache, Dauer und Schwere des Syndroms.

Zunächst wird ein Engpass-Syndrom klassisch behandelt:
- Ruhigstellung (z. B. Schienenverband beim Karpaltunnelsyndrom)
- Gabe von abschwellenden Medikamenten.

Ist der Schmerz danach weg, dann vergessen Sie die Operation. Halten die Beschwerden nach etwa einer Woche immer noch an, wird das Taubheitsgefühl permanent oder stellt sich sogar Muskelschwund ein, ist eine Operation erforderlich, welche den Nerven entlastet. Vorher ist jedoch eine eingehende Diagnostik gefordert!

> **WICHTIG**
>
> Bei einem Engpassyndrom ist Ruhigstellung besonders wichtig. Krankengymnastische Übungen, Dehnung und jegliche Manipulation sollten Sie unterlassen.

Lassen Sie Operationen nur von darauf spezialisierten Chirurgen (z. B. Handchirurgen) oder Neurochirurgen ausführen. Denn falls die Operation nicht optimal durchgeführt wird, können sich Narben bilden und das Engpass-Syndrom mit allen seinen Symptomen kommt wieder – möglicherweise noch schlimmer als vorher, da dann ein Druck auf einen vorgeschädigten Nerv besteht.

Häufige Schmerzbilder

Karpaltunnel- und Tarsaltunnel-Syndrom

Periphere Nerven im Bereich der Arme und Beine verlaufen häufig an engen Stellen. Hier kann sich ein erhöhter Gewebsdruck aufbauen und ein so genanntes Engpass-Syndrom entsteht. Anfängliche Symptome sind Gefühlsstörungen wie Kribbeln und Taubheitsgefühle. Später stellen sich Schmerzen ein, schließlich kann es zu Lähmungen kommen.

Patienten mit einem Syndrom des Karpaltunnels klagen über einen Brennschmerz in der mittleren Hand und am angrenzenden Unterarm, vor allem bei Überstreckung der Hand. Oft sind die Schmerzen nachts stärker. Die Schmerzen können bis zur Schulter ausstrahlen.

Ursachen und Behandlung des Karpaltunnel-Syndroms. Einige Ursachen kommen in Frage:
- Speichenbruch
- »Verrenkung« im Bereich eines Handwurzelknochens
- Sehnenscheidenentzündung
- Ansammlung von Gewebsflüssigkeit
- Ablagerung von Stoffwechselprodukten
- Begünstigung durch hormonelle Faktoren (Schilddrüsenerkrankung, Wechseljahre, Schwangerschaft).
- Wesentlich beteiligt ist das sympathische Nervensystem

Die Behandlung richtet sich – wie übrigens bei jedem Engpass-Syndrom – nach Ursache, Dauer und Schwere. Zunächst wird »klassisch« behandelt mit Ruhigstellung und Schmerzmitteln, abschwellenden Medikamenten.

Halten die Beschwerden an, stellen sich dauerhaftes Taubheitsgefühl oder sogar

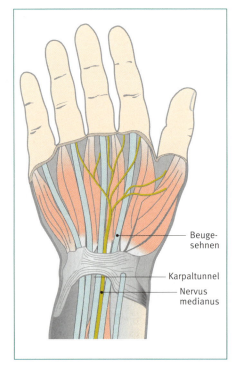

▲ Nervus medianus, Sehnen und Gefäße verlaufen durch einen knöchernen Engpass (Tunnel). Durch eine Entzündung und Ödembildung wird der Tunnel noch enger und der Nerv wird gereizt und schließlich geschädigt.

Neuropathische Schmerzen Häufige Schmerzbilder

Muskelschwund ein, dann muss der Nerv operativ frei gelegt werden.

> **PRAXISTIPP**
>
> **Tipp für den Alltag:**
>
> Der Schmerz ist nachts oft am schlimmsten und hindert am Schlafen. Nehmen Sie einen Tennisball oder Softball in die schmerzende Hand und bandagieren Sie die Hand zusammen mit dem Ball. Das bringt die Hand in eine Position, in der die Schmerzen weniger stark ausgeprägt sind.

Ursachen und Behandlung des Tarsaltunnel-Syndroms. Ein Tarsaltunnelsyndrom ist ein seltenes Krankheitsbild. Man unterscheidet zwei Formen – das vordere und das hintere Tarsaltunnelsyndrom.

- Das vordere Tarsaltunnelsyndrom entsteht durch Druck auf den tiefen Wadenbeinnerv (Nervus peronaeus profundus). Die Einengung dieses Nervs führt zu einem Schmerz am Fußrücken – er verstärkt sich, wenn man enge Schuhe trägt. Die Behandlung erfolgt mit einer Druckentlastung (Ruhigstellen, abschwellende Medikamente), bei weiter bestehenden Beschwerden kann man den Nervus ischiadicus blockieren.
- Das hintere Tarsaltunnelsyndrom entsteht durch Druck auf den Schienbeinnerv (Nervus tibialis posterior). Kennzeichen sind Missempfindungen und Schmerz in der Fußsohle, vor allem beim Gehen und nachts. Druckschmerz hinter dem Fußknöchel. Auch hier hilft eine Druckentlastung und Ruhigstellung, bei anhaltenden Symptomen die operative Freilegung des Nerven und Blockade des Nervus ischiadicus.

Syndrom des engen Spinalkanals

Das Syndrom des engen Spinalkanals beruht auf einer Verengung des Rückenmarkkanals und einem dadurch bedingten Druck auf die Nervenwurzeln. Es äußert sich durch heftige Schmerzen im Gesäß, in den Ober- und Unterschenkeln beim Gehen, Laufen und Treppensteigen. Die Schmerzen bessern sich durch Beugung des Rückens und im Sitzen. Die Betroffenen haben manchmal das Gefühl, auf Watte zu laufen, berichten von eingeschlafenen Beinen, unangenehmen brennenden Gefühlsstörungen in den Beinen und Füßen. Lähmungen treten in späteren Stadien auf.

Im Lendenwirbelsäulenbereich sind neurologische Ausfälle nicht häufig, es besteht nur ein Reizsyndrom. Vor jeglicher Behandlung ist eine bildgebende Diagnostik zu fordern.

Behandlung. Die Behandlung erfolgt im Wesentlichen wie beim unkomplizierten Rückenschmerz, also mit Übungen zur Stärkung der Muskulatur, einer Rückenschule und einer medikamentösen Schmerztherapie. Einer Operation sollte man immer sehr zurückhaltend gegenüber stehen. Man sollte nie den Schmerz selbst operieren wollen, sondern nur, wenn zusätzlich neurologische Ausfälle vorhanden sind.

> **WICHTIG**
>
> Erkundigen Sie sich nach Spezialisten, die im Team von Orthopäden und Neurologen solche Operationen häufig durchführen.

Trigeminusneuralgie

Kennzeichen der Trigeminusneuralgie sind blitzartig einschießende, kurz dauernde und nahezu unerträgliche Gesichtsschmerzen von reißendem bis brennendem Charakter. Meist dauern sie nur wenige Sekunden bis 2 Minuten. Die Schmerzattacken wiederholen sich oft innerhalb weniger Minuten. Sie treten meist ohne jegliche Vorboten auf. Betroffen ist das Versorgungsareal des 2. und 3., selten des 1. Trigeminusastes. Häufigste Ursache ist eine Kompression der Nervenwurzel durch ein falsch verlaufendes Blutgefäß. Da die Schmerzen im Zahnbereich sitzen, wird häufig ein Zahnarzt aufgesucht, und oft kommt es zu unnötigen Zahnextraktionen.

Auslöser können leichte Erschütterungen, Lachen, Laufen, Zähneputzen oder Essen, selbst ein kleiner Luftzug, sein. Fast immer findet der Arzt eine Triggerzone – einen bestimmten Bereich im Gesicht, dessen Berührung sofort eine Schmerzattacke auslöst.

Nach wochenlangen oder sogar monatelangen Trigeminusschmerzen kommt es häufig zu Spontanremissionen, das heißt, die Schmerzattacken hören so plötzlich wieder auf wie sie begonnen haben. Die schmerzfreien Phasen können über Jahre anhalten.

Medikamentöse Behandlung. Behandelt wird die Trigeminusneuralgie zunächst medikamentös. Mittel der Wahl ist Carbamazepin (z. B. Carbabeta®, Carbaflux®, Carbamazepin HEXAL®). (Antikonvulsivum, siehe S. 133), man kann auch Oxcarbazepin, Gabapentin und Lamotrigin (ebenfalls Antikonvulsiva) geben. Um eine rasche Schmerzlinderung zu erreichen, können auch vorübergehend Opioide notwendig sein.

Neuroleptika werden nicht mehr empfohlen – sie wirken nur scheinbar wegen ihrer sedierenden Eigenschaft.

Neuropathische Schmerzen | Häufige Schmerzbilder

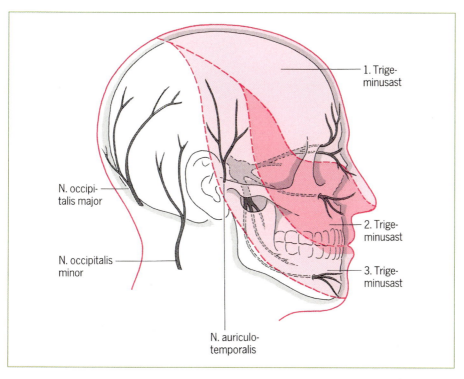

▲ Trigeminusnerven.

Laut Erfahrungsberichten lässt sich eine rasche Schmerzlinderung gelegentlich durch intravenös verabreichtes Phenytoin erzielen. Allerdings gibt es hierzu keine kontrollierten Studien.

Weitere Behandlungsmöglickeiten. Chirurgische Eingriffe können notwendig werden, wenn dem Schmerz anders nicht mehr beizukommen ist. Es handelt sich um eine große Operation, wobei der Zugang über die Zisterne im Kleinhirnbereich erfolgt. Vor jeder Operation muss ein mit dem Krankheitsbild gut vertrauter Neurologe die Diagnose bestätigt haben.

Ein chirurgisches Verfahren mit guten Aussichten auf Erfolg ist die so genannte Jannetta-Operation. Benannt ist die Operationsmethoden nach dem amerikanischen Chirurg Jannetta, der entdeckt hat, dass bei der Trigeminusneuralgie oft eine Gefäßschlinge in der hinteren Schädelgrube zu dicht am Nerv liegt und der Nerv durch das pulsieren-

Häufige Schmerzbilder

de Gefäß ständig gereizt wird. Bei der Operation wird ein Muskelstück zwischen Gefäß und Nerv implantiert und der Nerv somit vom ständigen Reiz abgeschirmt. In über 90 Prozent besteht unmittelbar nach der Operation Schmerzfreiheit. Diese ist allerdings nicht immer von Dauer, bei 10 bis 15 Prozent der operierten Patienten treten innerhalb eines Jahres Rezidive auf.

Ein nicht invasives Verfahren ist das »Gamma knife«. Hierbei handelt es sich um Radiochirurgie, ähnlich einer Strahlentherapie. Eine scharf gebündelte Hochdosisbestrahlung wird gezielt eingesetzt, um kleine Areale im Kopfbereich auszuschalten.

Nicht angezeigt sind Eingriffe am peripheren Nerven im Gesicht (z. B. Abschneiden) oder direkte Alkoholverödung. Diese Verfahren führen häufig zu Rückfällen. Komplementärmedizinische Therapien sind in den meisten Fällen wirkungslos, können aber versucht werden.

Gürtelrose (Herpes Zoster)

Auslöser einer Gürtelrose sind Windpockenviren. Nur wer im Laufe seines Lebens schon einmal Windpocken hatte, kann eine Gürtelrose bekommen. Die Viren verbergen sich nach der akuten Erkrankung ein Leben lang im Bereich der Hinterwurzelganglien. Ist das Immunsystem geschwächt, z. B. bei älteren Menschen oder Menschen mit einer Tumorerkrankung, so können diese Viren wieder aktiv werden und dann eine Gürtelrose verursachen.

Symptome. Die Gürtelrose kündigt sich mit Mattigkeit und leichtem Fieber an. Dann treten die typischen Hauterscheinungen (Effloreszenzen) auf, die der Krankheit ihren Namen gegeben haben. In vielen Fällen erleben die Patienten schon Schmerzattacken von scharf, stechendem Charakter, bevor die Hauterscheinungen vorhanden sind. Es handelt sich um einen reinen neuropathischen Schmerz.

Behandlung. Bei der Gürtelrose hat man die seltene Möglichkeit, über eine gezielte antivirale Therapie die Ursache des Schmerzes zu behandeln. Dies sollte auf jeden Fall genutzt werden. Akut muss der Zoster immer mit Virostatika (Aciclovir) behandelt werden und zwar ausreichend hoch dosiert und ausreichend lange. Der schlimmste Fehler ist das Vergessen der antiviralen Therapie, da dabei die Gefahr besteht, dass der Zoster chronifiziert und sich eine Post-Zoster-Neuralgie entwickelt.

Zur Prävention der Post-Zoster-Neuralgie sollte innerhalb von drei Tagen Aciclovir oder Valaciclovir in geeigneter Dosierung gegeben werden. Während der subakuten Herpes-zoster-Erkrankung (innerhalb von drei Monaten nach Abheilen der Effloreszenzen) sollte eine Serie von Sympathicus-Blockaden (siehe S. 118) kombiniert mit Analgetika und Koanalgetika (NSAR, Amitriptylin, Promazin, Levomepromazin, oder Carbamazepin, siehe S. 133) zum Einsatz kommen.

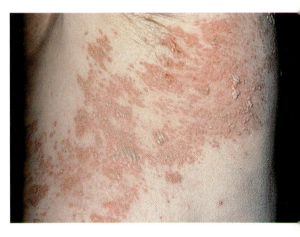

▲ Gürtelrose.

Post-Zoster-Neuralgie. Je älter der Patient ist, desto größer ist sein Risiko, eine Post-Zoster-Neuralgie zu entwickeln. Bei 50-jährigen besteht eine 50%-ige Wahrscheinlichkeit von Schmerzen, die noch drei Monate nach Abheilen der Effloreszenzen bestehen. Zur Behandlung einer chronischen Zostererkrankung bieten sich an:
- Spinalganglionblockade (mit lang wirksamen Lokalanästhetika, z. B. Bupivacain oder Naropin)
- Schmerztherapie mit stark wirksamen Opioiden und Gabapentin
- Eventuell SCS (Stimulation des Hinterhorns im Rückenmark; spinal cord stimulation, siehe S. 168) oder Schmerzmittelpumpe
- Versuchsweise Aciclovir oder Valaciclovir.

Zentraler neuropathischer Schmerz = Thalamusschmerz

Eine weitere Unterscheidung wird zwischen dem (peripheren) Nozizeptorschmerz und dem sogenannten zentralen neuropathischen Schmerz getroffen. Während ersterer durch fortdauernde Stimulation von Nozizeptoren zustande kommt, ist letzterer durch verschiedenartige Prozesse im Rückenmark, Hirnstamm, Thalamus oder Cortex verursacht. Hierbei finden zahlreiche molekulare Prozesse bis hin zu Strukturveränderungen statt. Diese

Häufige Schmerzbilder

äußern sich in stark veränderten Nervenaktivitäten und einer dadurch verursachten Schmerzwahrnehmung.

Der zentrale Schmerz ist definiert als vom Gehirn und Rückenmark entstehend. Zentrale Schmerzen können bei Verletzungen im Rückenmark, Hirnstamm, Thalamus, im Kortex und subkortikalen Strukturen entstehen. Zentrale Schmerzen kommen etwa bei einem Drittel aller Rückenmarksverletzungen vor, häufig auch bei Patienten mit multipler Sklerose, bei etwa jedem 10. Patienten mit Parkinson sowie bei Epilepsie-Kranken und Schlaganfallpatienten. Beispielweise ist bei einem Schlaganfallpatienten der Schmerz in der betroffenen Körperregion lokalisiert. Er kann viele Ausprägungsformen zeigen und noch Wochen nach dem Schlaganfall auftreten.

Ursachen. Als mögliche Ursachen kommen in Frage:
- Hirnschlag (Infarkt)
- Hirnblutung
- Gefäßmissbildung
- Multiple Sklerose
- Rückenmarksverletzungen

Symptome. Die zentralen neuropathischen Schmerzen äußern sich in einer ganzen Reihe von Symptomen:
- Sensibilitätsstörungen
- brennende Schmerzen in der Tiefe des Körpers bis zur Hautoberfläche
- Verschlimmerung durch äußere Reize wie Kälte, Bewegung, Stress, Aufregung
- Gefühlsstörung für Temperatur und Nadelstiche

Behandlung. Der zentrale Schmerz ist sehr schwer zu behandeln. Zum Einsatz kommen Antidepressiva (siehe S. 132) und Cabapentin (Antikonvulsivum), meist in Kombination, möglicherweise auch Memantine (siehe S. 137).

Von dem großen Spektrum der nicht medikamentösen Therapien bieten sich die Verhaltenstherapie, Entspannungsverfahren mit Biofeedback, körperliche Aktivierung und progressive Muskelrelaxation an. In Ausnahmefällen helfen neurochirurgische Verfahren. Nicht mehr empfohlen werden heute so genannte neuroablative Verfahren, bei denen schmerzleitende Nervenbahnen durchtrennt werden (DREZ-[dorsal-root-entry-zone-]Läsion und Traktotomie).

Fibromyalgie

Die Fibromyalgie ist eine eigenständige Schmerzkrankheit. Kennzeichen der Fibromyalgie ist ein breit gefächerter Schmerz, der drei Monate und länger andauert. Breit gefächert heißt: Auf rechter und linker Körperseite sowie ober- und unterhalb der Taille befinden sich mindestens 11 schmerzempfindliche Punkte. Durch den Druck mit der Fingerkuppe oder mit einem Aufsatz von ca. 4 kg auf den so genannten Tenderpoint wird die Schmerzempfindlichkeit überprüft.

Elektrophysiologische Untersuchungen zeigen eine erhöhte Empfindlichkeit der Schmerzreizverarbeitung. Es findet sich ein erhöhter Spiegel von der Substanz P, einem wichtigen Schmerzreizüberträger. Er erhöht die Empfindlichkeit der Nerven für Schmerzreize (siehe S. 20).

Nach neueren Untersuchungen scheint es sich bei der Fibromyalgie um eine fehlerhafte sensible Verarbeitung von äußeren Reizen zu handeln. Das zentrale schmerzhemmende System scheint nicht zu funktionieren.

Symptome. Normalerweise wird der Schmerz bei der Fibromyalgie in den Muskeln wahrgenommen. Viele Fibromyalgiepatienten berichten aber auch über Gelenkschmerzen und Morgensteifigkeit. Die Intensität des Schmer-

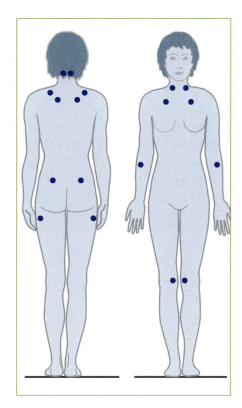

▲ Auf der rechten und linken Körperseite sowie ober- und unterhalb der Taille befinden sich 18 Punkte (Tenderpoints), von denen mindestens 11 schmerzempfindlich sind.

Häufige Schmerzbilder

zes wechselt mit den Tageszeiten, mit einer Zunahme bei körperlicher Aktivität, bei Infektionen, Schlafmangel, Kälteexposition und Stress. Rasche Ermüdbarkeit nach körperlicher, geistiger, seelischer Anstrengung sind typisch für Fibromyalgiepatienten. Ein Grund hierfür könnte in den häufig auftretenden Schlafstörungen liegen. Die erholsamen Schlafphasen sind vermindert. Auch nach längerer Schlafdauer sind die Patienten nicht erholt, sondern fühlen sich müde und erschöpft. Einige Patienten haben Schmerzen am ganzen Körper, die zu der spöttischen Bezeichnung »Rühr-mich-nicht-an-Syndrom« geführt hat. Die Beeinträchtigung durch diese Erkrankung ist sehr hoch.

Auch psychische Auffälligkeiten werden bei Fibromyalgiepatienten beobachtet:
- Depression ca. 63 %
- Angststörungen ca. 25 %
- Störungen der Körperwahrnehmung ca. 25 %.

Weibliche Familienmitglieder von Fibromyalgiepatienten zeigen ein deutlich erhöhtes Risiko auch eine Fibromyalgie zu entwickeln.

Behandlung. Ziel der Behandlung sind Aufbau und Erhaltung der seelischen und körperlichen Funktionstüchtigkeit. Die Erfolge der medizinischen Behandlung sind leider schlecht. Auch multidisziplinäre Ansätze der Therapie können nur eine Erleichterung bringen, jedoch keine Heilung. Die Ursache der Erkrankung ist eine Störung des schmerzhemmenden Systems. Ziel der Therapie ist es, schmerzhemmende Systeme aufzubauen. Die Fibromyalgie ist kein Rheuma – obwohl sie gelegentlich als »Weichteilrheuma« bezeichnet wird – und erst recht keine Einbildung!

Eine interdisziplinäre Behandlung bei Fibromyalgie ist sehr wichtig. Die Grundsäulen sollten dabei sein:
- Physikalische Therapien
- Krankengymnastik
- medikamentöse Behandlungen
- Entspannungstherapie, Verhaltenstherapie, Physiotherapie
- psychotherapeutische Unterstützung in Form von Krankheits- und Schmerzbewältigung
- gegebenenfalls auch alternative Therapien
- sofortige Behandlung psychiatrischer Komplikationen wie Depressionen (Antidepressiva in antidepressiv wirkender Dosierung)

Bei der Fibromyalgie ist das Ansprechen auf eine bestimmte Therapie sehr individuell, das heißt, von Patient zu Patient verschieden. Verschiedene Behandlungen können einen Effekt zeigen. Von vorn herein ist nicht zu sagen, welche erfolgreich sein wird.

Mit Schmerzmitteln werden nur bedingt Erfolge erzielt. Bei starken Schmerzen werden sie jedoch selbstverständlich eingesetzt. Am besten eignen sich retardierte Opioide. Damit wird das schmerzhemmende System beeinflusst. Aspirin, Paracetamol, NSAR sind in der Regel nicht wirksam.

In Einzelfällen können Muskelrelaxantien, Lokalanästhetika oder pflanzliche Präparate (Johanniskraut, Baldrian) hilfreich sein.

Physikalische Therapie. Immer lohnt sich ein Versuch mit unterschiedlichen nicht medikamentösen Maßnahmen. Der Patient sollte entscheiden: Wenn ihm eine Behandlung gut tut, dann ist sie für ihn empfehlenswert. In Frage kommen:
- Wärmebehandlungen
- Kältebehandlungen
- Elektrotherapien (Stanger-Bäder, Ultraschall, Ultrareizstrom, TENS-Therapie)
- Laser-Therapie
- Thermal- und Solebäder, sanfte Massagen, Lymphdrainagen

Häufige Schmerzbilder

Phantomschmerz

Der Phantomschmerz beschreibt das Phänomen, dass nach der Amputation eines Beines oder Arms Schmerzen in der amputierten Extremität wahrgenommen werden. Beispielsweise empfindet ein Patient, dem das rechte Bein abgenommen wurde, Schmerzen in der rechten Fußzehe. Auch von nicht schmerzhaften Empfindungen wird berichtet, wie zum Beispiel Kribbeln oder zu der Vorstellung, dass sich das nicht vorhandene Bein unwillkürlich bewegt.

Nach einer Amputation leiden viele Patienten an diesen Phantomschmerzen, insbesondere, wenn bereits vor der Operation Schmerzen vorhanden waren. Denn dann hat sich bereits ein »Schmerzgedächtnis« ausgebildet. Das ist insbesondere bei Patienten mit peripherer arterieller Verschlusskrankheit (siehe S. 80) der Fall.

Behandlung. Der Phantomschmerz wird vorwiegend mit Opioiden behandelt. Ein Versuch mit Calcitonin ist empfehlenswert (wie Calcitonin beim Phantomschmerz wirkt, ist allerdings nicht bekannt).

Eventuell kann auch ein Versuch mit Memantine unternommen werden aufgrund seiner zentralen schmerzlindernden Wirkung. Außerdem wirkt Memantine psychotrop, d. h. es verändert den Bewusstseinszustand, es besitzt eine spezifische Wirkung auf psychische Funktionen. Gerechtfertigt erscheint auch ein Behandlungsversuch mit den NMDA-Antagonisten Ketamin und Amantadine (siehe S. 137).

In seltenen Fällen sind invasive Maßnahmen erforderlich, z. B. Spinal-Cord-Stimulation (SCS) und intrathekale Opioidapplikationen (in den Liquorraum).

Nichtmedikamentöse Verfahren. Der Phantomschmerz kann mit einer Reihe von nicht medikamentösen Therapien behandelt werden:
- Entspannungstherapie
- Psychotherapie
- TENS

Im Rahmen einer multimodalen Therapie kann ein Versuch mit Akupunktur unternommen werden, wobei die gesunde Seite akupunktiert wird.

Bei einem frischen Phantomschmerz, der gerade dabei ist, sich zu chronifizieren, kann eine myoelektrische Pro-

Phantomschmerz | Häufige Schmerzbilder

these den Schmerz verringern. Dabei werden elektrische Reize im Bereich des Stumpfes gesetzt. Diese Stimulation vermindert den Phantomschmerz.

Vorbeugung. Eine zusätzlich vor, während und nach der Operation durchgeführte rückenmarksnahe Regionalanästhesie kann möglicherweise das Auftreten von Phantomschmerzen verhindern.

Häufige Schmerzbilder

Stumpfschmerz

Stumpfschmerzen werden im Bereich des Amputationsstumpfes empfunden. Ursache ist die Bildung schmerzhafter Neurome. Dies sind gutartige Nervengeschwulste, die Nervenzellen, Nervenfasern und Bindegewebe enthalten und als schmerzhafte knotenförmige Verdickungen an Nervenstümpfen auftreten.

Den Stumpfschmerz behandelt man lokal, indem man im Bereich des schmerzhaften Neuroms ein langwirksames Anästhetikum infiltriert. Damit werden das Neurom und sein Schmerz lokal ausgeschaltet. Breitet der Schmerz sich aus, dann kommen Opiate als Basistherapie zum Einsatz. Ein Versuch mit TENS ist empfehlenswert. Ein Neurom kann auch chirurgisch entfernt werden.

Mund- und Gesichtsschmerz

Durch die Vielzahl der Strukturen im Mund- und Gesichtsbereich ist die Diagnose dieser Schmerzen sehr kompliziert.

Ursachen. Vom Zahn ausgehende Schmerzen führen die Patienten fast immer zum Zahnarzt. Die Eingriffe beim Zahnarzt sollten immer von einer ausreichenden Schmerzlinderung begleitet sein. Zahnschmerzen strahlen häufig in den gesamten Kopfbereich aus.

Neben den Zähnen können auch andere Ursachen vorliegen, z. B. Kiefergelenkstörungen oder Störungen der Kaumuskulatur, eine Trigeminusneuralgie (siehe S. 98) oder eine Neuralgie (siehe S. 100) bei Herpes zoster.

Behandlung. Wie andere chronische Schmerzen muss der Mund- und Gesichtsschmerz als komplexes Geschehen betrachtet werden, das mit Verhaltensänderungen, Veränderung von Stimmungen und Einstellungen dem Leben gegenüber sowie mit Medikamentenmissbrauch einhergehen kann. Entsprechend müssen die Behandlungsansätze gestaltet werden. Sie beinhalten in Abhängigkeit von der Ursache:

- Geringe Dosen von Amitriptylin (z. B. Amineurin®, Amitriptylin®, Novoprotect®) über längere Zeit
- Wiederaufbau der Muskulatur, z. B. durch spezielle Krankengymnastik im Mund, Lokalanästhesie definierter Triggerpunkte
- verhaltenstherapeutische Maßnahmen
- Behandlungen des Medikamentenmissbrauchs. Gerade Patienten mit Gesichtsschmerzen neigen zum Medikamentenmissbrauch! Nicht selten besteht gleichzeitig ein medikamenteninduzierter Kopfschmerz.
- Aufbiss-Schienen können dort hilfreich sein, wo nächtliches Zähneknirschen eine Rolle spielt.

Häufige Schmerzbilder

Übertragener Schmerz (Head-Zonen)

Erkrankungen innerer Organe können auf die Körperoberfläche projiziert werden. Dort sind ganz bestimmte Hautareale überempfindlich auf Druck oder Berührung. Bei einigen Head-Zonen (siehe Abb. Seite 55) kann man darauf schließen, welche Organe betroffen sind. So kann zum Beispiel ein Schmerz im Hals-Nacken-Schulterbereich vom Zwerchfell ausgehen. Da über eine Begutachtung der Head-Zonen auf bestimmte innere Organe geschlossen werden kann, eignen Sie sich gut für die Diagnosestellung. Manchmal ist in den Head-Zonen die Durchblutung verändert oder man findet Temperaturschwankungen oder eine Gänsehaut. Wenn man die organische Ursache der Beschwerden kennt und behandelt, dann bessert sich auch der Schmerz in der dazugehörigen Head-Zone.

Zur Behandlung wird manchmal auch die Neuraltherapie (siehe S. 117) eingesetzt, in der Hoffnung, dass die Infiltration von Lokalanästhetika in das schmerzhafte Segment eine Art Entzündungskreislauf unterbricht und so einen positiven Einfluss auf das erkrankte innere Organ hat.

Schmerz ohne körperlich begründbare Ursachen

Chronifiziert ein Schmerz, so lässt sich die ursprünglich vorhandene organische Ursache häufig nicht mehr feststellen. Es gibt aber auch Schmerzen, bei denen von Anfang an trotz intensiver Diagnostik eine organische Ursache nicht erkennbar ist, wie zum Beispiel der chronische Bauchschmerz und der atypische Gesichtsschmerz. Um hier einen Behandlungserfolg verbuchen zu können, muss die Therapie mehrgleisig ausgerichtet sein.

Atypischer Gesichtsschmerz

Der Begriff »atypischer Gesichtsschmerz« wurde geprägt, um die Trigeminusneuralgie und den arthrogen-myofaszialen Gesichtsschmerz (von Kiefergelenken oder Kaumuskulatur ausgehende Schmerzen) von anderen Formen des Gesichtsschmerzes zu unterscheiden. Beim atypischen Gesichtsschmerz handelt es sich um eine so genannte »Ausschluss-Diagnose«. Nach den Diagnosekriterien der IHS (International Headache Society) handelt es sich um einen Schmerz, der nicht die Kriterien einer Gesichtsneuralgie erfüllt und auf keine organischen Ursachen zurückzuführen ist.

Des Weiteren sollten folgende Kriterien erfüllt sein:

- Der Schmerz ist täglich und über den größten Teil des Tages hinweg vorhanden.
- Anfangs ist der Schmerz einseitig und in einer umschriebenen Region des Gesichts lokalisiert. Später kann er sich auf Ober- und Unterkiefer und auf eine größere Region von Gesicht und Hals ausdehnen. Der Schmerz ist dumpf und schlecht lokalisierbar.
- Der Schmerz ist nicht mit Gefühlsstörungen oder anderen klinischen Zeichen assoziiert.
- Appartive Untersuchungen inkl. Röntgenaufnahmen des Kiefer-Gesichtsbereichs sind unauffällig.

Behandlung. Der atypische Gesichtsschmerz ist sehr schwer zu behandeln. Erschwerend kommt hinzu, dass die Schmerzen schnell chronifizieren. An Medikamenten wird zuerst ein niedrig dosiertes trizyklisches Antidepressi-

Häufige Schmerzbilder

vum über mehrere Wochen eingesetzt. Alternativen sind Antikonvulsiva (z. B. Gabapentin, Carbamazepin). Opioide sollten erwogen werden. Oft ist eine Verhaltenstherapie notwendig, um eine realistische Schmerzeinschätzung und Schmerzbewältigung zu erlernen. Ein Versuch mit TENS (siehe S. 164) kann unternommen werden, ebenso Biofeedback, Hypnotherapie.

WISSEN

Zähne als Störfelder

Zähne sind weit mehr als nur mechanische Kauwerkzeuge. Jeder, der schon einmal Zahnschmerzen hatte, weiß, dass Zähne sehr lebendig sind. Jeder Zahn besitzt einen Nerv, der mit anderen Nerven kommunizieren kann. So kann zum Beispiel ein entzündeter Zahnnerv den Trigeminusnerv reizen und heftigste Gesichtsschmerzen auslösen. Folgende Faktoren im Bereich der Zähne sind für die Entstehung von Störfeldern verantwortlich:
- Karies
- Parodontose
- Bakterien in den Zahnfleischtaschen
- Zahnreste, Wurzelreste, die im Kiefer verblieben sind
- Zahnstein (Bakterien setzen sich dort fest)
- Überkronte Zähne
- Zahn- oder Zahnersatzmaterial: Amalgam, Palladium, Nickel, Kupfer, Kunststofffüllungen, Kleber, Kombination verschiedener Zahnmetalle (z. B. Amalgam und Gold),
- wurzeltote bzw. wurzelbehandelte Zähne

Um Störfelder zu erkennen, genügt manchmal ein Blick in den Mund. Karies, Zahnstein und Parodontose sind kaum zu übersehen. Eine Röntgenaufnahme zeigt äußerlich nicht sichtbare Karies sowie im Kiefer verbliebene Zahn- und Wurzelreste und wurzeltote Zähne.

Schwieriger ist zu klären, ob bestimmte Zahn- oder Zahnersatzmaterialien eventuell für chronische und wenig spezifische körperliche Beschwerden verantwortlich sein könnten.

Achten Sie darauf, aus welchem Material ihre Zahnfüllungen gemacht werden, denn es gibt viele verschiedene, und nicht alle vertragen sich miteinander.

Unabhängig davon, für welche Legierung Sie sich entscheiden – Sie sollten sich auf möglichst eine Art festlegen. Störfelder entstehen auch, wenn Sie verschiedene Materialien im Mund haben, insbesondere dann, wenn die Legierungen nicht besonders korrosionsfest sind und eine Legierung edler, die andere unedler ist – z. B. Gold und Amalgam.

Der chronische Bauchschmerz

Die Ursachen für chronische Schmerzen im Bauchbereich können sehr vielfältig sein und es muss eine gründliche Diagnose durchgeführt werden. Mögliche Ursachen sind ein chronisches Magengeschwür, Magenkrämpfe, Bewegungsstörungen des Magens, z. B. im Rahmen einer diabetischen Neuropathie, aber auch chronische Verstopfung.

Eine häufige Schmerzursache ist der sog. Reizdarm, auch Colon irritable, irritierbarer Darm oder im englischsprachigen Raum irritable bowl syndrom (IBS) genannt. Bei dieser funktionellen Störung sind Schmerzen das Leitsymptom, die Minuten, aber auch Stunden anhalten können. Intensität und Lokalisation des Schmerzes sind stark wechselnd. Der Stuhl ist von wechselnder Konsistenz, der Appetit nicht beeinträchtigt.

40–60 % der Patienten haben Angststörungen oder Depressionen, die jedoch oft eher die Folge und nicht die Ursache der Erkrankung sind. Bei der klinischen Untersuchung findet man eine Diskrepanz zwischen den Klagen der Patienten und ihrer Konstitution, die meist recht gut ist. Sie sehen nicht krank aus, sondern eher recht gesund. Auffallend ist eine Überempfindlichkeit über dem Dickdarmbereich. Routinelabortests sind ganz normal.

Von größter Bedeutung ist ein Arzt, der die notwendige Zeit aufbringt, die Probleme mit dem Patienten zu diskutieren und zu erklären, so weit dies möglich ist, ohne dabei ungeduldig zu werden. Leider muss man jeder angebotenen Therapieform gegenüber skeptisch bleiben, weil der Erfolg nur sehr gering ausgeprägt ist.

Viele Patienten mit psychischen Problemen haben Beschwerden im Bauchraum. Nach dem Ausschluss einer organischen Ursache sollten psychotherapeutische Verfahren in Betracht gezogen werden.

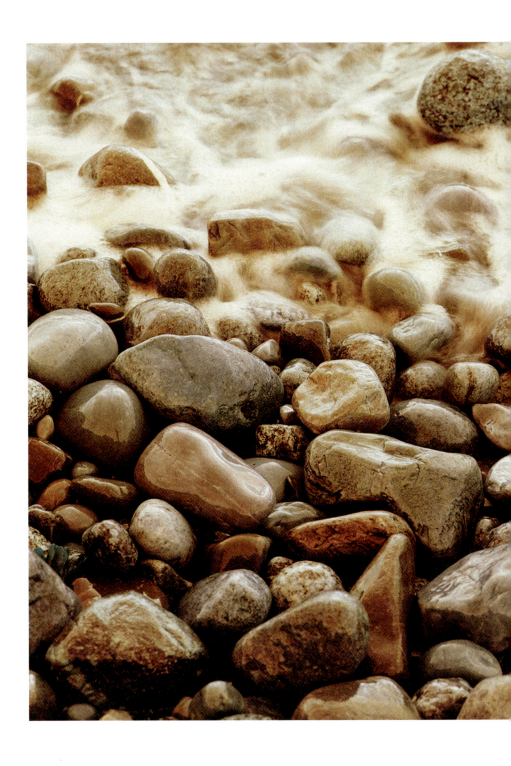

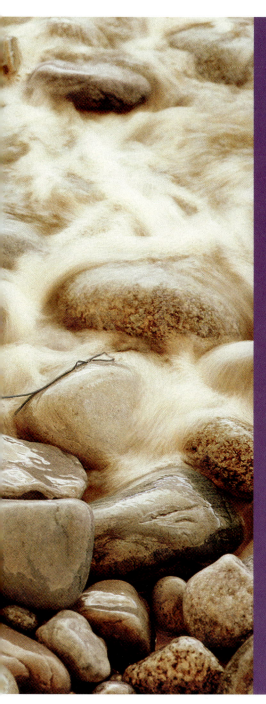

Medikamentöse Schmerztherapie

Die für die Schmerztherapie zur Verfügung stehenden Substanzen lassen sich in mehrere Gruppen einteilen:
- Lokalanästhetika
- Nicht-Opioide
- Opioide
- Co-Analgetika.

Medikamentöse Schmerztherapie

Lokalanästhetika

In der Schmerztherapie werden häufig Lokalanästhetika eingesetzt. Hierbei handelt es sich um örtliche Betäubungsmittel, die direkt unter die Haut (Quaddeln), in schmerzhafte Triggerpunkte oder gezielt in die Nähe von Nerven gespritzt werden, um diese zu blockieren und die Schmerzweiterleitung an das Gehirn auszuschalten.

In der Schmerztherapie spielen heute vor allem folgende Lokalanästhetika eine Rolle:
- Bupivacain (Carbostesin®, Bucain®, Bupivacain®)
- Ropivacain (Naropin®)
- Mepivacain (Meaverin®, Scandicain®)
- Lidocain (Xylocain®)
- Prilocain (Xylonest®)

Die Substanzen besitzen eine unterschiedlich lange Halbwertszeit, d. h. die Zeit, in der die Substanz im Körper zur Hälfte abgebaut wird, ist verschieden. In Abhängigkeit davon, welche Art von Schmerzbehandlung der Arzt durchführt, wird er Substanzen mit kürzerer oder längerer Halbwertszeit wählen und diese in unterschiedlichen Konzentrationen einsetzen.

Wie jede körperfremde Substanz können Lokalanästhetika allergische Reaktionen auslösen. Die heute verwendeten Lokalanästhetika gehören anders als Procain zum so genannten Amidtyp. Sie lösen nur selten allergische Reaktionen aus. Häufiger sind allergische Reaktionen auf die Konservierungsmittel.

Toxische Reaktionen sind möglich bei Überdosierung, wenn das Lokalanästhetikum zu schnell injiziert wird, ein Gefäß getroffen wird, bei intravenöser, d. h. direkt in die Vene erfolgender Applikation (Herzrhythmusstörungen) oder wenn die Substanzen das Gehirn erreichen (Seh-, Hör-, Sprachstörungen, Muskelzuckungen, Krampfanfälle, Atem- und Kreislaufdepression). Derartige toxische Reaktionen sind kaum zu befürchten bei Quaddelung, Triggerpunktinfiltration und Injektion in periphere Nerven.

Lokalanästhetika können auf verschiedene Weise eingesetzt werden:

Quaddeln (TLA = therapeutische Lokalanästhesie). Die Injektion eines Lokalanästhetikums unter die Haut zählt zu den so genannten Gegenirritationsverfahren, ähnlich wie die Akupunktur (siehe S. 166) oder TENS (siehe S. 164). In der Region, in der »gequaddelt« wird, kommt es zu einer Hyperämie, d. h. zu einer Blutansammlung. Diese Methode hat oft eine Wirkung auf weiter entfernte Regionen des Körpers. Sie wird bei Muskelverspannungen, Schmerzen im Bereich von Muskeln, Bändern, Rückenschmerzen und Kopfschmerz vom Spannungstyp angewandt.

Triggerpunktinfiltration. Der Druck auf einen Triggerpunkt (druckschmerzhafte Stellen in einem Muskel oder an einer Muskelansatzstelle) löst Schmerzen in weiter entfernten Regionen und mitunter auch vegetative Störungen aus (z. B. Schwitzen). Die gezielte Injektion eines Lokalanästhetikums in diese schmerzhaften Muskelverhärtungen lockert die Muskeln und unterbricht den Teufelskreis Schmerz – Muskelverspannung – stärkerer Schmerz – stärkere Muskelverspannung. Der Arzt injiziert direkt in die Muskelverhärtung, woraufhin der Muskel gelockert wird. Relativ neu ist die Infiltration von Botulinumtoxin (kurz Botox), damit wird der schmerzhafte Triggerpunkt bis zu einem Dreivierteljahr ausgeschaltet. Als mögliche Indikationen gelten Muskelschmerzen, die auf Muskelverspannungen zurückzuführen sind (Muskelhartspann). Diese Schmerzen können im Rücken-, Schulter- und Halsbereich auftreten und bis in die Kaumuskulatur zu spüren sein.

Neuraltherapie. Bei der Neuraltherapie werden Lokalanästhetika in so genannte Störfelder (z. B. Narben nach Verletzungen oder Operationen) eingebracht. Durch Ausschalten dieser Störfelder kann es auch zu einer Fernwirkung kommen, beschrieben sind sogar schlagartige Besserungen entfernt liegender Beschwerden. Die Störfelder können also vom Ort des Schmerzes weit entfernt sein. Vermutlich unterbricht die Injektion des lokalen Betäubungsmittels einen Schmerzkreislauf, indem an der Oberfläche Nervenentzündungen reduziert werden. Als Indikation gelten vor allem chronische Schmerzzustände, bei denen der Verdacht besteht, dass sie durch ein Störfeld verursacht sein könnten.

Nervenblockaden. Hier werden ganz gezielt schmerzleitende Nerven ausgeschaltet. Es gibt verschiedene Blockadetechniken:
- Injektion im Bereich peripherer Nerven: Diese Technik wird beispielsweise bei Nervenschmerzen in Armen und Beinen oder im Brustbereich (Ischiasschmerz, Ulniaris) angewandt. Bei der Intracostalblockade werden Nerven blockiert, die in der Zwischenrippenregion liegen (z. B. bei Gürtelrose). Bei der Ischiadicusblockade dagegen wird der Ischiadicus-Nerv blockiert.
- Spinalnervenblockade: Hier erfolgt die Injektion eines Lokalanästheti-

Medikamentöse Schmerztherapie

kums in die Nähe der Nervenwurzel und des Spinalganglions, direkt am Austritt der Nervenwurzel aus dem Wirbelkanal. Diese Methode wird angewandt zur Behandlung so genannter radikulärer Schmerzen, z. B. bei Bandscheibenvorfall und Zosterschmerz (Gürtelrose). Die durch den Druck geschädigte Nervenwurzel kann sich erholen, Entzündungen klingen ab und schmerzbedingte Muskelverspannungen lockern sich.

- Sympathikusblockade: Sympathikusblockaden werden angewandt bei chronischen Schmerzen, an denen das sympathische (= vegetative) Nervensystem beteiligt ist. Dabei werden Lokalanästhetika in Gangliengeflechte injiziert. Hierdurch kommt es zu einer länger anhaltenden Schmerzlinderung in einem bestimmten Areal (abhängig von der Injektionsstelle). Meist werden mehrere Sympathikusblockaden in Abständen durchgeführt, um eine anhaltende Schmerzlinderung zu erzielen. Einsatzgebiete sind z. B. Morbus Sudeck (S. 93), Phantomschmerz (S. 106) oder Schmerzen bei peripherer arterieller Verschlusskrankheit (PAVK, S. 80) aufgrund von Durchblutungsstörungen sowie Postzoster-Neuralgie (S. 100).

Nicht-Opioide

Die Nicht-Opioide sind die weltweit am häufigsten verordneten und eingenommenen Medikamente. Allen Nicht-Opioiden mit wenigen Ausnahmen ist gemeinsam, dass sie die Cyclooxygenase hemmen, ein Enzym, das für die Bildung von entzündungsfördernden Substanzen – den Prostaglandinen – notwendig ist. Prostaglandine erhöhen die Durchlässigkeit der Gefäße und verstärken dadurch wiederum die Wirkung anderer entzündungsfördernder Substanzen wie z. B. die von Kininen, Serotonin oder Histamin.

NSAR – nichtsteroidale Antirheumatika

Unter den Nicht-Opioiden sind die so genannten nichtsteroidalen Antirheumatika, kurz NSAR, wohl die bekanntesten. Bekannte Vertreter aus dieser Gruppe sind Aspirin (Acetylsalizylsäure), Diclofenac, Ibuprofen, Meloxicam, Naproxen und Piroxicam. Sie werden auch zur Gruppe der »sauren antiphlogistisch-antipyretischen Analgetika« gerechnet.

NSAR wirken
- schmerzstillend (analgetisch),
- fiebersenkend (antipyretisch) und
- entzündungshemmend (antiphlogistisch).

Saure antiphlogistisch-antipyretische Analgetika lagern sich im entzündeten (sauren) Gewebe gehäuft ein, aber auch in Magenwand, Leber und Nieren.

Anwendung. NSAR sind Mittel der Wahl bei allen akuten und chronischen Schmerzen, bei denen die Schmerzen über Freisetzung von Prostaglandinen verursacht werden, wie z. B. entzündliche Schmerzen, Reizzustände und auch Tumorschmerzen (insbesondere Knochenmetastasen). Bei nicht ausreichender Schmerzlinderung ist es sinnvoll, NSAR mit anderen Analgetika, z. B. Opioiden zu kombinieren, statt die Dosis weiter zu erhöhen.

Nebenwirkungen. Es kann zu Übelkeit, Schmerzen und Geschwüren (Ulzerationen) im Bereich des Magen-Darm-Traktes kommen, bis hin zu lebensbedrohlichen Blutungen, da NSAR auch das für den Magenschutz notwendige Prostaglandin E2 hemmen. NSAR hemmen auch die Thrombozytenaggregati-

Medikamentöse Schmerztherapie

on und verlängern damit die Blutgerinnung (nicht vor geplanten Operationen einnehmen!). NSAR können auch ein Asthma bronchiale auslösen. Bei Kindern können diese Wirkstoffe das gefürchtete Reye-Syndrom auslösen – eine schwere Erkrankung, die vor allem Funktionen von Gehirn und Leber beeinträchtigt. Daher sollten Kinder keine NSAR einnehmen.

> **WICHTIG**
>
> Nehmen Sie kein NSAR vor einer Operation ein. Geben Sie Ihrem Kind keine Vertreter dieser Gruppe.

> **WISSEN**
>
> ### Magenschutz
>
> Die nichtsteroidalen Antirheumatika hemmen das Enzym Cyclooxygenase 1. Dieses Enzym kontrolliert die Aktivität von Prostaglandinen, die Entzündungen verursachen, aber auch die Aktivität von Prostaglandinen, welche die Magenschleimhaut schützen. Durch die Hemmung dieses Enzyms wird also auch der Schutz der Magenschleimhaut außer Kraft gesetzt. Daher kann es bei Einnahme von NSAR zu Magengeschwüren und Magenblutungen kommen.
>
> Dieses Risiko steigert sich noch bei zusätzlicher Einnahme von Kortison. Deshalb sollten diese beiden Präparate möglichst nicht gleichzeitig eingesetzt werden.
>
> Einen Schutz vor den NSAR-bedingten Magengeschwüren und Magenblutungen bieten so genannte Magenschutzpräparate, die gleichzeitig mit den NSAR eingenommen werden:
> - H2-Blocker (z. B. Ranitidin, Cimetidin, Faotidin): Sie hemmen die Säureproduktion des Magens
> - Misoprostol: Prostaglandin E2 = Magenschutzenzym
> - Protonenpumpenhemmer (z. B. Omeprazol, Lansoprazol): Sie blockieren die Särueproduktion sehr effektiv.
>
> Den besten Schutz vor NSAR-induzierten Magengeschwüren bieten die Protonenpumpenhemmer. Kein Magenschutzpräparat wirkt jedoch zu 100 %! Ein Restrisiko bleibt immer bestehen. Magenschutzpräparate schützen nicht vor allgemeinen Magenbeschwerden, die durch NSAR hervorgerufen werden.

Nicht saure, antipyretische Analgetika

Die Substanzen aus der Gruppe der nicht sauren, antipyretischen Analgetika wirken schmerzstillend und fiebersenkend, jedoch nicht entzündungshemmend. Eine Rolle in der Schmerztherapie spielen Paracetamol und Me-

Nicht-Opioide | **Medikamentöse Schmerztherapie**

Übersicht über die wichtigsten nichtsteroidalen Antirheumatika

Wirkstoff	Handelsname	Einzeldosis und Einsatzgebiet	Nebenwirkungen
Acetysalizylsäure	z. B. Aspirin®	30–100 mg als Prophylaxe von Herzinfarkt und Schlaganfall; 500–1500 mg bei akuten Schmerzen	Magen-Darmbeschwerden, Übelkeit, Erbrechen, Durchfall, gelegentlich: Magengeschwüre, -blutung; selten: Asthma, Überempfindlichkeitsreaktionen, Ödeme.*
Diclofenac	z. B. Diclofenac-ratiopharm®, Diclofenac-STADA®, Voltaren®	Akute und chronische Schmerzen	Magen-Darmbeschwerden, Übelkeit, Erbrechen, Durchfall, gelegentlich: Magengeschwüre, -blutung; selten: Asthma, Überempfindlichkeitsreaktionen, Ödeme.*
Ibuprofen	z. B. Ibuprofen-CT, Ibuprofen Sandoz®, Ibu-ratiopharm, ussamag® Migränin®	200–400 mg bei akuten Schmerzen; 400–800 mg antirentzündlich	Magen-Darmbeschwerden, Übelkeit, Erbrechen, Durchfall, gelegentlich: Magengeschwüre, -blutung; selten: Asthma, Überempfindlichkeitsreaktionen, Ödeme.*
Naproxen	z. B. Naproxen 500 HEXAL®, Naproxen-CT®, Naproxen STADA®, prodolor®, Dysmenalgit®	Chronische Schmerzen, z. B. Arthrose, Arthritis	Magen-Darmbeschwerden, Übelkeit, Erbrechen, Durchfall, gelegentlich: Magengeschwüre, -blutung; selten: Asthma, Überempfindlichkeitsreaktionen, Ödeme.*
Piroxicam	z. B. Felden®, Flexase®, Piroxicam HEXAL®, Piroxicam-ratiopharm®	Chronische Schmerzen, z. B. Arthrose, Arthritis, Spondylarthrosen, entzündliche Weichteilrheumatische Erkrankungen	Magen-Darmbeschwerden, Übelkeit, Erbrechen, Durchfall, gelegentlich: Magengeschwüre, -blutung; selten: Asthma, Überempfindlichkeitsreaktionen, Ödeme.*

* Die Hauptwirkung und die Nebenwirkungen sind indivduell auch unterschiedlich und müssen von Fall zu Fall zwischen Arzt und Patient gemeinsam erarbeitet werden.

Medikamentöse Schmerztherapie

tamizol. Im Gegensatz zu den sauren antipyretsichen Analgetika verteilen sich die nicht sauren antipyretischen Analgetika ziemlich gleichmäßig im Organismus und nicht nur am Ort der Entzündung. Deshalb eignen sich diese Substanzen gut zur Behandlung entzündungsunabhängiger Schmerzen (z. B. Schmerzen nach Operationen, nach Zahnextraktion etc.).

Übersicht über die wichtigsten nicht sauren, antipyretischen Analgetika

Wirkstoff	Handels-name	Wirkung	Einzeldosis und Einsatzgebiet	Nebenwirkungen (mögliche)
Paracetamol	z. B. Ben-u-ron®, Paracetamol®	Schmerzstillend, fiebersenkend	Leichte bis mittlere Schmerzen ohne entzündliche Ursache	In hohen Dosen leberschädlich, Tagesdosis nicht über 6 Gramm
Metamizol	z. B. Novalgin®, Baralgin®, Novaminsulfon-ratiopharm®	Schmerzstillend, fiebersenkend, schwach antientzündlich, krampflösend	Kolikartige Schmerzen	Leukopenie sehr selten Agranulocytose bei i. v. Gabe Blutdruckabfall

COX–2-Hemmer oder Coxibe

Eine eigene Gruppe bilden die so genannten selektiven COX–2-Hemmer, auch Coxibe genannte (z. B. Rofecoxib (Vioxx®), Celecoxib (Celebrex®).

Da sie vorzugsweise nur eine bestimmte Form der Cyclooxygenase (COX–2) hemmen, sind sie magenverträglicher (siehe S. 120. Die Cyclooxygenase ist ein Schlüsselenzym, das die Umsetzung der Arachidonsäure zu Vorstufen von Prostaglandinen beschleunigt. Die Hemmung der Cyclooxygenase ist ein

WICHTIG

Die COX–2-Hemmer sind erst kürzlich in die Kritik geraten, da sie in Verdacht stehen, für ein vermehrtes Auftreten von Herzinfarkten und Schlaganfällen verantwortlich zu sein. Wegen dieser erhöhten Risiken wurde Rofecoxib (Vioxx®) am 30.9.2004 weltweit aus dem Handel gezogen, der Vertrieb des Cox-2-Hemmers Valdecoxib (Bextra®) wurde im April 2005 eingestellt.

Nicht-Opioide | **Medikamentöse Schmerztherapie**

wesentlicher Wirkmechanismus der NSAR. Unterschieden werden die Cyclooxygenase 1 und 2. Die Cyclooxygenase 1 sorgt auch für den Schutz der Magenschleimhaut. Wird sie nicht gehemmt, sondern nur die Cyclooxygenase 2, dann wird der Magen geschont – so die Theorie.

Rein analgetisch wirkende Nicht-Opioide

Zur Gruppe der rein analgetisch (schmerzstillend), jedoch nicht fiebersenkend und entzündungshemmenden Gruppe der Nicht-Opioide zählen Flupirtin und Nefopam.

Übersicht über die wichtigsten rein analgetisch wirkende Nicht-Opioide

Wirkstoff	Handelsname	Wirkung	Einzeldosis und Einsatzgebiet	Nebenwirkungen
Flupirtin	z. B. Katadolon®	muskelentspannend	Schmerzen des Bewegungsapparates (Muskeln, Sehnen, Gelenke, Rücken)	Müdigkeit, Schwindel, Magen-/Darm-Störungen; Nicht zusammen mit Paracetamol einnehmen, da leberschädigend

Medikamentöse Schmerztherapie

Opioide

Opioide sind zentral wirksame Analgetika und wirken am Gehirn und auf Rückenmarksebene. Nach ihrer Wirkstärke werden sie in schwache Opioide (s. Tab. 127) und starke Opioide (s. Tab. 128) unterschieden.

Opioide sind bei allen akuten und chronischen Schmerzen angezeigt, bei denen eine ausreichende Schmerzlinderung mit Nichtopioidanalgetika nicht mehr zu erreichen ist. Der Arzt sollte vorzugsweise orale Präparate mit einer möglichst langen Wirkdauer verordnen (Retardpräparate). Ist die Einnahme nicht möglich, z. B. wegen nicht beherrschbarer Nebenwirkungen, kann der Arzt das Opioid auch als Infusion oder Dauerinfusion, beispielsweise über Rückenmarkskatheter, geben. Die Nebenwirkungen sind gut beherrschbar oder können komplett vermieden werden, wenn der Arzt bestimmte Vorkehrungen trifft:

Atemdepression. Sie tritt praktisch nur mit rasch anflutenden Opioiden auf, die intravenös oder intrathekal (in den Liquorraum) verabreicht werden oder wenn der Arzt Opioide gleich in hohen Dosen Patienten verabreicht, die zuvor noch keines erhalten haben (so genannte Opioid-naive Patienten). Ferner muss daran gedacht werden, dass es auch zu einer Atemdepression kommen kann bei Patienten, die sehr hohe Dosen einnehmen und bei denen die Schmerzen natürlicherweise zurückgehen oder durch andere Therapiemaßnahmen abnehmen. Insgesamt spielt die Atemdepression in der Praxis eine sehr geringe Rolle und wird sehr selten beobachtet. Das mag auch daran liegen, dass Schmerzen der Atemdepression durch Opioide entgegenwirken.

Übelkeit und Erbrechen. Zu Beginn der Opioidtherapie klagen Patienten über Übelkeit und Erbrechen. Diese Symptome verschwinden aber nach ca. einer Woche von selbst wieder. Gegen Übelkeit und Erbrechen gibt es mehrere Medikamente, die sich gut zur Prophylaxe eignen, z. B. die Setrone, die auch in der Therapie mit Zytostatika bei der Krebsbehandlung eingesetzt werden (z. B. Granisetron = Kevatril®; Ondansetron = Zofran®; Palonosetron = Aloxi®, Dolasetron = Anemet®). Auch Metoclopramid und Haloperidol haben sich bewährt.

Sedierung. Der sedierende Effekt der Opioide besteht ebenfalls nur zu Anfang der Therapie und lässt im Verlauf nach. Patienten, die längerfristig gut auf Opioide eingestellt sind, können auch Auto fahren. Es empfiehlt sich aber, vorher einen Fahrtauglichkeitstest abzulegen. Vorsicht ist geboten bei gleichzeitiger Einnahme anderer sedierender Medikamente (z. B. Schlaftabletten, Beruhigungsmittel) sowie von Alkohol, wodurch sich die sedierende Wirkung verstärkt.

Kreislaufprobleme. Mitunter treten zu Beginn der Behandlung Kreislaufprobleme auf. Nach einigen Tagen bessern sich diese Beschwerden. Schalten Sie einen Gang zurück, auch Bettruhe bessert die Beschwerden.

Verstopfung (Obstipation). Dies ist ein lästiges Problem, das während der gesamten Therapiedauer bestehen bleibt. Zu einem »Muss« bei jeder Behandlung mit Opioiden gehört daher die prophylaktische Gabe von abführenden Substanzen (Laxanzien) von Anfang an (z. B. Laktulose, Magnesiumsulfat). Außerdem sollten Sie auf eine ausreichende Flüssigkeitszufuhr achten. Trinken Sie nach einem festen Zeitplan. Dies ist wichtig, da das Durstgefühl unter Opioidtherapie nachlässt.

Sehstörungen. Nach einer gewissen Zeit der Therapie können Sehstörungen auftreten, insbesondere bei schnellen Bewegungen wie z. B. Autofahren. Besserung bringen vorübergehende Dosisreduktionen. Wenn das nichts hilft, sollten Sie mit Ihrem Arzt über einen Wechsel auf ein anderes Präparat sprechen.

Gewöhnung. Bei der korrekten Anwendung von Opioiden tritt keinerlei Gewöhnung ein. Daher muss man auch nicht befürchten, dass für eine ausreichende Schmerzlinderung eine ständige Steigerung der Dosis notwendig sein könnte. Eine Dosissteigerung wird nur bei Zunahme der Schmerzen notwendig.

Suchtgefahr. Viele Patienten äußern die Befürchtung, dass sie von Opioiden psychisch oder physisch, d. h. körperlich, süchtig werden könnten oder eine so genannte Toleranz entwickeln könnten, die eine Dosissteigerung unumgänglich machen würde. Diese Befürchtungen sind bei den Opioiden, die heute zur Schmerztherapie eingesetzt werden, aus mehreren Gründen nicht notwendig:
- Die psychische Sucht spielt bei den heute üblicherweise verordneten Retardpräparaten überhaupt keine Rolle mehr. Retardpräparate oder Opioidpflaster geben den Wirkstoff nur sehr langsam ab. Nur bei den schnell abgebenden Präparaten entsteht der »Kick im Kopf« – ein ausgeprägtes euphorisches Gefühl, das zur psychischen Sucht führen könnte.

Medikamentöse Schmerztherapie

- Entzugssyndrome aufgrund einer körperlichen, d. h. physischen Abhängigkeit treten nur auf, wenn das Opioid abrupt abgesetzt wird. Die Symptome ähneln einem schweren grippalen Infekt und können durch eine geringe Opioidzufuhr schnell beendet werden. Opioide sollten deshalb nicht plötzlich abgesetzt werden, ein ausschleichendes Absetzen ist angeraten.
- Von einer Toleranz ist die Rede, wenn der Körper auf die gleiche Dosisstärke immer schwächer reagiert, d. h. immer stärkere Wirkdosen für die Schmerzlinderung benötigt, obwohl die Schmerzen eigentlich nicht zugenommen haben. Eine Toleranz entwickelt sich nur, wenn zwischen den einzelnen Opioid-Dosen Schmerzen auftreten. Dann wird bei der nächsten Gabe eine höhere Dosis notwendig, um die Schmerzen wieder in Griff zu bekommen. Eine Toleranz kann vermieden werden, wenn Opioide nach einem festen Zeitschema und ausreichend hoch dosiert eingenommen werden, sodass Schmerzen gar nicht erst auftreten.

Schwach wirkende Opioide

Auf der Stufe 2 des WHO-Stufenschemas stehen die schwach wirksamen Opioide, z. B. Codein, Tramadol oder Tilidin. Sie kommen zum Einsatz bei stärker ausgeprägten Schmerzen, wenn mit den schwächeren Analgetika keine ausreichende Schmerzlinderung bewirkt wird. Es stehen Retardformen zur Verfügung, die 8–12 Stunden wirken und sich gut für eine Langzeitbehandlung eignen. Auch bei den schwach wirksamen Opioiden können sich anfangs Nebenwirkungen einstellen wie Übelkeit, euphorische Stimmung, Schwindel. Bei einschleichender Dosierung können diese Effekte jedoch vermieden werden.

Stark wirkende Opioide

Die starken Opioide fallen unter die Betäubungsmittel-Verschreibungsverordnung (BtMVV). Für sie benötigt der Arzt ein spezielles Rezept, ein so genanntes BtM-Rezept. Der Arzt muss die BtM-Rezepte extra bestellen bei der Bundesopiumstelle und bei der Ausstellung der Rezepte strenge Formalien einhalten. Manche Ärzte tun sich deshalb schwer, Opiate zu verordnen, selbst wenn der Patient diese dringend braucht. So kann es vorkommen, dass

Schwach wirksame Opioide

Wirkstoff	Handelsname	Bemerkung zur Wirkung	Einzeldosis und Einsatzgebiet	Wirkdauer	Nebenwirkungen
Tramadol	z. B. Tramal®, Tramadin retard®	ca. 1/10 von Morphin, Dosissteigerung führt nicht zu Wirkungssteigerung		4 Stunden (nicht retard) 8–12 Stunden retard	Übelkeit, Erbrechen, Schwindel, Mundtrockenheit, Schwitzen, Benommenheit. Verstopfung**
Codein (gewonnen aus Opium; wird im Körper zu Morphin umgewandelt, etwa jeder Zehnte kann dies nicht, daher dann unwirksam)	z. B. Codeinum phosphoricum Compretten®	Schmerzstillend, Wirkungsdauer etwa vier Stunden	Akute Schmerzen, Husten		Übelkeit, Erbrechen, Schwindel, Mundtrockenheit, Schwitzen, Benommenheit, Verstopfung**
Dihydrocodein	z. B. DHC60® Mundipharma	ca. 1/6 von Morphin	Chronische, mittelstarke Schmerzen	Keine Steigerung über empfohlenen Bereich sinnvoll, sondern Wechsel zu stärkerem Opioid	Übelkeit, Erbrechen, Schwindel, Mundtrockenheit, Schwitzen, Benommenheit, Verstopfung**
Tilidin und Naloxon (Kombinationspräparat)	Valoron N ®		Chronische, mittelstarke Schmerzen	2–3 Stunden (nicht retard) 8–12 Stunden retard	Übelkeit, Erbrechen, Schwindel, Mundtrockenheit, Schwitzen, Benommenheit. Verstopfung**

* Um die Wirkstärke einzelner Opioide zu beschreiben, nimmt man Morphin als Bezugssubstanz (= 1).
** Gilt für alle Opioide/Opiate in unterschiedlicher Ausprägung.
Die Hauptwirkung und Nebenwirkungen sind individuell auch unterschiedlich und müssen von Fall zu Fall zwischen Arzt und Patient gemeinsam erarbeitet werden.

Medikamentöse Schmerztherapie

zu lange gewartet wird, bis der Patient die benötigten stark wirksamen Opiate bekommt. Es besteht allerdings kein Grund dafür, vor einer Opioidtheapie Angst zu haben.

Stark wirksame Opioide

Wirkstoff	Handelsname	Bemerkungen zur Wirkung*	Einzeldosis und Einsatzgebiet	Nebenwirkungen
Morphin (gewonnen aus Opium, dem getrockneten Milchsaft grüner Mohnkapseln)	z. B. MST® Mundipharma z. B. Sevredol®, Capros®	Wirkdauer 4–6 Stunden, in Retardform 12–16 Stunden; Einnahme nach festem Zeitplan	Akute und starke chronische Schmerzen	Übelkeit, Erbrechen, Schwindel, Mundtrockenheit, Schwitzen, Benommenheit, Verstopfung**
Pethidin (synthetisches Opioid)	z. B. Dolantin®	Wirkstärke zwischen Codein und Morphin; schmerzlindernd, krampflösend	Akute Schmerzen, z. B. nach Operationen, nicht geeignet zur Behandlung länger andauernder Schmerzzustände, da mögliche körperliche Abhängigkeit	Übelkeit, Erbrechen, Schwindel, Mundtrockenheit, Schwitzen, Benommenheit, Verstopfung**
Hydromorphon	z. B. Dilaudin®	7-mal wirksamer als Morphin	Akute und chronische Schmerzen	Übelkeit, Erbrechen, Schwindel, Mundtrockenheit, Schwitzen, Benommenheit, Verstopfung**
Oxycodon	z. B. Oxygesic®	2-mal so stark wie Morphin	Osteoporose, Tumoren	Übelkeit, Erbrechen, Schwindel, Mundtrockenheit, Schwitzen, Benommenheit, Verstopfung**
Methadon (synthetisches Opioid)	z. B. L-Polamidon® Hoechst	Analgetisch, Wirkdauer 4–12 Stunden	Selten in der Schmerztherapie; Substitutionstherapie von Drogenabhängigen	Übelkeit, Erbrechen, Schwindel, Mundtrockenheit, Schwitzen, Benommenheit, Verstopfung**
Fentanyl (synthetisches Opioid)	z. B. Fentanyl® (i. v.)	100-mal stärker als Morphin; beim Pflaster	Tumorpatienten	Übelkeit, Erbrechen, Schwindel, Mundtrockenheit, Schwitzen, Benommenheit, Verstopfung**

Stark wirksame Opioide (Fortsetzung)

Wirkstoff	Handelsname	Bemerkungen zur Wirkung*	Einzeldosis und Einsatzgebiet	Nebenwirkungen
	z. B. Durogesic® (Pflaster)	verzögerter Wirkungseintritt	(Durchbruchschmerzen); ambulante, schmerzhafte Eingriffe (auch bei Kindern); Behandlung chronischer Schmerzen, stabile Schmerzsymptomatik (Pflaster)	
	Actiq® (Fentanyl-Lutscher)	Pflaster zur Langzeittherapie bei starken Schmerzen		
Buprenorphin	z. B. Temgesic® Injektionslösung, Temgesic Sublingual, Temgesic® forte sublingual Transtec®	20–40 mal wirksamer als Morphin, beim Pflaster verzögerter Wirkungseintritt Pflaster zur Langzeittherapie bei starken Schmerzen		Übelkeit, Erbrechen, Schwindel, Mundtrockenheit, Schwitzen, Benommenheit, Verstopfung**

* Um die Wirkstärke einzelner Opioide zu beschreiben, nimmt man Morphin als Bezugssubstanz (=1).
** Die Nebenwirkungen gelten für alle Opioide/Opiate in unterschiedlichen Ausprägungen.

Pflastertherapie

Die Pflastertherapie stellt eine gute Alternative dar, wenn Sie unter Morphin- bzw. Opioidtherapie unter hartnäckiger Verstopfung und/oder nicht zu beherrschender Übelkeit leiden, da diese Nebenwirkungen unter der Pflastertherapie weniger ausgeprägt sind. Fentanyl-

> **WICHTIG**
>
> Mit einer Pflastertherapie sollte man nicht beginnen, ohne vorher mit einem oralen Opioid angefangen zu haben! Oder man sollte mit dem kleinsten Pflaster beginnen.

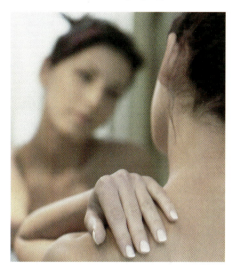

▲ Pflastertherapie

Medikamentöse Schmerztherapie

oder Buprenorphin-Pflaster Durogesic®, Transtec®) eignen sich besonders gut für Patienten, die eine stabile Schmerzsymptomatik haben.

> **WICHTIG**
>
> Da es unter der Pflastertherapie zu Durchbruchschmerzen kommen kann, sollte der Arzt gleichzeitig eine »Stand-by-Medikation« verordnen, die sehr rasch wirkt. Dazu eignen sich Sublingualtabletten mit dem gleichen Wirkstoff – zum Beispiel Fentanyl-Lutschtabletten (Actiq®-Lutschtablette), orales schnell wirksames Morphin oder Buprenorphin oral – »Stand-by-Medikation« deshalb, weil der Patient das Präparat zur Hand hat und es nur dann einsetzt, wenn es benötigt wird – es ist nicht zur Dauerbehandlung gedacht.

> **PRAXISTIPP**
>
> ### Pflastertherapie
>
> Für die Behandlung chronischer Schmerzen wurden spezielle Pflaster entwickelt, die den Wirkstoff, z. B. Fentanyl oder Buprenorphin, abgeben. Es besteht aus einem Wirkstoffreservoir, einer darunter liegenden Membran sowie einer Klebeschicht. Die Membran gewährleistet eine kontinuierliche Freisetzung des Wirkstoffs in die Haut. Das Medikament diffundiert in die tieferen Hautschichten und über die Kapillaren in die Blutbahn. Allerdings dauert es bis zu 12 Stunden, bis der Wirkstoff die oberen Hautschichten durchdrungen hat. Daher können Restschmerzen bestehen, die vor allem zu Beginn der Pflastertherapie eine weitere Opioidgabe notwendig machen. Sie können das Pflaster auch selbst auf eine trockene, möglichst wenig behaarte Stelle auf der Haut auftragen oder sich von einem Angehörigen helfen lassen, nachdem Ihnen der Arzt gezeigt hat, auf was Sie achten müssen. Die Haut sollte nicht vorbestrahlt sein. Ein neues Pflaster muss auf eine neue Stelle geklebt werden. Spezifische Nebenwirkungen des Pflasters sind Hautreaktionen wie Rötung, Jucken, Papeln und Pusteln. Deshalb ist es wichtig, das Pflaster auf jeweils andere Hautstellen zu kleben. Erst frühestens nach 7 Tagen kann es wieder auf die gleiche Stelle geklebt werden.
>
> In der Regel muss das Pflaster alle 72 Stunden (3 Tage) gewechselt werden, ein Wechsel kann aber auch bei einzelnen Patienten in kürzeren Zeitabständen notwendig sein – jedoch nicht früher als nach 48 Stunden, da sonst die Gefahr der Wirkstoffanreicherung besteht.

Opioide | **Medikamentöse Schmerztherapie** ▶

Hinweis: Pflaster im Bereich des Oberkörpers oder Oberarmes aufbringen.

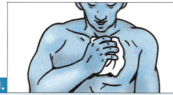

1.
- Das Pflaster auf saubere, trockene, fettfreie, unbehaarte Haut kleben. Vorher mit lauwarmem Wasser die Hautstelle reinigen.

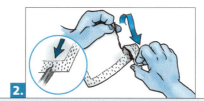

2.
- Die Schutzhülle an der Markierung einschneiden und aufreißen.

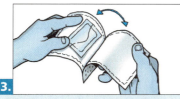

3.
- Die Schutzhülle wie ein Buch aufklappen und das Pflaster entnehmen.

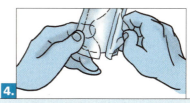

4.
- Eine Hälfte der s-förmig geschlitzten Schutzfolie vom Pflaster abziehen. Klebefläche nicht berühren, sonst Beeinträchtigung der Klebefähigkeit.

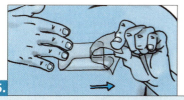

5.
- Die von der Schutzfolie befreite Hälfte des Pflasters aufkleben, dann die andere Hälfte der Schutzfolie ganz abziehen.

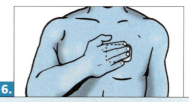

6.
- Das Pflaster komplett aufkleben und mit der **flachen Hand 30 Sekunden fest andrücken.** Pflasterränder sollten gut auf der Haut kleben.

Für Kinder ab 2 Jahren gelten besondere Hinweise.

▲ Die Anwendung von Opiat-Pflastern, wie Durogesic SMAT, ist einfach, wie diese Abbildung zeigt. Die Pflaster werden im Bereich des Oberkörpers oder des Oberarms aufgebracht. Wichtig ist, dass die Wirkung dieser Pflaster anders als bei Tabletten nicht rasch einsetzt. Es kann Tage dauern, bis eine ausreichende Linderung erreicht ist. Die Abbildung wurde uns freundlicherweise von der Firma Janssen-Cilag überlassen.

Medikamentöse Schmerztherapie

Co-Analgetika

Co-Analgetika sind keine Schmerzmittel im eigentlichen Sinne, sondern werden bei anderen Indikationen eingesetzt. Sie können aber auch schmerzlindernd wirken oder die Wirkung von Schmerzmitteln verstärken.

Ein bekanntes Beispiel sind spezielle Antidepressiva, die eine abschirmende, beruhigende Wirkung besitzen und daher einen festen Platz in der Therapie chronischer Schmerzen aber auch bei einschießenden, brennenden Schmerzen haben. Wenn Ihnen der Arzt also bei bestimmten Schmerzen Antidepressiva verordnet, dann nicht etwa weil er Sie für depressiv hält, sondern weil er Ihre Schmerzen behandeln will. Glukokortikoide wiederum werden vor allem bei rheumatischen Schmerzen genutzt. Auch in der Tumorschmerztherapie werden sie wegen der ödemabschwellenden Wirkung häufig eingesetzt, denn das Abschwellen der Ödeme, das sind Flüssigkeitsansammlungen im Gewebe, lindert den Schmerz.

Unterstützung der Schmerzmittel

Eine ganze Reihe von Substanzen wird zur Unterstützung der Schmerzmittel eingesetzt:

Antidepressiva. Bei einer Reihe von Schmerzen wie neuropathischen Schmerzen, Fibromyalgie, dem myofasziellen Schmerzsyndrom, dem atypischen Gesichtsschmerz und chronischen Rückenschmerzen werden zusätzlich zu den Schmerzmitteln Antidepressiva eingesetzt. Sie wirken selbst schmerzlindernd und zusätzlich abschirmend. Vor allem trizyklische Antidepressiva, die zu den ältesten Antidepressiva gehören, werden eingesetzt, z. B. Amitriptylin (z. B. Saroten®, Tryptizol®), Clomipramin (z.B Anafril®), Desipramin (z. B. Pertofran®), Doxepin (z. B. Aponal®), Imipramin (z. B. Tofranil®), Nortritylin (z. B. Nortrilen®) Trimipramin (z. B. Stangyl®), Opipramol (z. B. Isidon®).

Die antidepressive Wirkung dieser Substanzen beruht auf einer Erhöhung der Konzentration der Botenstoffe Noradrenalin und Serotonin im Gehirn – man vermutet, dass bei depressiven Menschen zu wenig Serotonin und

Noradrenalin von den Nervenzellen ausgeschüttet wird und deshalb die Informationsübertragung gestört ist. Im Hinterhorn des Rückenmarks wirken die Transmitter Noradrenalin und Serotonin schmerzhemmend.

Gleichzeitig wirken Antidepressiva und Opiode synergistisch, d. h., die Antidepressiva erhöhen die Wirkung der Opioide.

> **WICHTIG**
>
> Bei dem Einsatz der Antideperssiva muss auf Nebenwirkungen, insbesondere solchen, die das Herz betreffen, geachtet werden.

Antikonvulsiva (Mittel mit hemmender und mildernder Wirkung gegenüber zentral bedingten und vor allem epileptischen Krämpfen) z. B. Carbamazepin, Gabapentin. Sie werden bei neuropathischen plötzlich auftretenden Schmerzen eingesetzt.

Zentral wirkende Muskelrelaxanzien (dämpfen die Muskelspannung). Diese Substanzgruppe, zu denen z. B. Baclofen, Diazepam, Tetrazepam und Tolperison gehören, werden bei krampfartigen neuropathischen Schmerzen, Phantomschmerzen und schmerzhafter Spastik (z. B. schmerzhafte Muskelspasmen nach einem Schlaganfall) eingesetzt.

Glukokortikoide. Diese Wirkstoffe, z. B. Dexamethason, Kortisol, Kortison und Kortikosteron, werden bei rheumatischen Schmerzen sowie zur Abschwellung von Ödemen (z. B. bei perineuralem oder peritumorösem Ödem) eingesetzt.

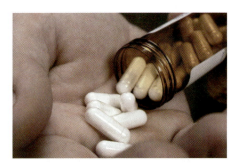

▲ Tabletten

Behandlung der Nebenwirkungen

Medikamente, welche zur Behandlung der Nebenwirkungen von Analgetika eingesetzt werden, sind insbesondere Antiemetika und Laxantien. Sie dienen zur Behandlung von Übelkeit und Verstopfung – zwei Nebenwirkungen, die vor allem unter Opioidanalgetika der Stufen 2 und 3 des WHO-Stufenschemas auftreten. Bei den Antiemetika ist eine Kombination von Wirkstoffen un-

Medikamentöse Schmerztherapie

terschiedlicher Wirkprinzipien sinnvoll und manchmal notwendig.

Antiemetika (Substanzen, die gegen Erbrechen wirken):
- Dopaminantagonisten, z. B. Metoclopramid
- Antihistaminika, z. B. Dimenhydrinat
- Serotoninantagonisten, z. B. Ondansetron, Tropisetron
- Neurokinin-Rezeptorantagonisten, z. B. Aprepitant (wirken gut gegen das verzögerte Erbrechen unter Chemotherapie)
- Neuroleptika: z. B. Haloperidol
- Glukokortikoide: z. B. Dexamethason

Laxantien (Substanzen, die gegen die Verstopfung wirken):
- Macrogel
- Lactulose
- Natrium-Picosulfat
- Bisacodyl

WICHTIG

Natrium-Picosulfat und Bisacodyl eignen sich nicht für den Dauergebrauch. Sie dürfen nur bedarfsweise und möglichst kurzfristig eingesetzt werden. Für den längerfristigen Gebrauch sind Lactulose und Macrogel geeigneter.

Bisphosphonate

Bisphosphonate werden bei Osteoporose und bei Patienten mit Knochenmetastasen eingesetzt. Sie wirken knochenaufbauend und schmerzlindernd. Sie hemmen die knochenabbauenden Zellen (Osteoklasten) und normalisieren einen erhöhten Kalziumspiegel. Der Wirkungseintritt ist relativ langsam. Die wichtigsten Vertreter sind Ibandronat, Pamidronat, Clodronat und Zoledronat.

An Nebenwirkungen können gastrointestinale Beschwerden auftreten. Sie dürfen nicht eingenommen werden bei Niereninsuffizienz, in der Schwangerschaft und Stillzeit.

Neue Substanzen

Dronabinol

Der Hauptwirkstoff der Cannabispflanze Dronabinol entspricht in seiner Wirkung dem weitverbreiteten, aber illegalen »Marihuana«. Seit 1998 darf Dronabinol in Deutschland als Rezepturarzneimittel auf BtM-Rezept verschrieben werden. Es eignet sich auf allen Stufen des von der Weltgesundheitsorganisation vorgeschlagenen Schemas zur Schmerztherapie.

Dronabinol ist identisch mit den körpereigenen Cannabinoiden des Menschen und verfügt über ein sehr großes Wirkungsspektrum:
- muskelrelaxierend (muskelentspannend)
- antiemetisch (wirkt gegen Erbrechen)
- appetitanregend
- analgetisch (schmerzlindernd)
- anxiolytisch (wirkt dämpfend bei Angst- und Spannungszuständen)
- antidepressiv
- leicht sedierend.

Dementsprechend groß ist die Zahl der möglichen Einsatzgebiete:
- übermäßige Muskelanspannung (Versuchsweise zur Behandlung muskulärer Krämpfe, starker Spastik und Zittern bei z. B. Tetraplegie und multipler Sklerose)
- chronische Schmerzen (Versuchsweise bei starken Schmerzzuständen, insbesondere in Kombination mit Opiaten; auch bei Migräne)
- Bewegungsstörungen
- Reduktion von Angst
- Reduktion von Depression
- Entzündungen
- Erbrechen im Rahmen einer Chemotherapie bei malignen Erkrankungen;
- Kachexie (starker Gewichtsverlust) bei schweren Erkrankungen wie AIDS und Krebs
- Versuchsweise bei Unruhe und Schlafstörungen im Rahmen von Demenzerkrankungen (präsenile Demenz [Morbus Alzheimer], senile Demenz)

Behandlungsform. Durch die Einnahmeform als Kapsel, setzt die Wirkung, im Gegensatz zu gerauchtem »Marihuana«, mit einer Latenzzeit von 30 Minuten bis 2 Stunden ein und hält länger an (3–6 Stunden). Sie entspricht somit der von Cannabiskonfekt (»Graskekse«).

Medikamentöse Schmerztherapie

Die Steigerung der Dosis von Dronabinol muss, wenn es in Tropfenform verordnet wird, schleichend über 2–3 Wochen erfolgen. Beginnend mit 3x tägl. 3 Tropfen und dann jeden 2. Tag um einen Tropfen erhöhen, bis die erforderliche Wirkung erzielt wird. Während der Eindosierungsphase unter ärztlicher Kontrolle können früher eingenommene Medikamente reduziert werden.

> **ERFAHRUNG**
>
> Eine Patientin, die aufgrund einer Krebserkrankung auf Opiate eingestellt war, litt sehr stark unter Opiatbedingten Nebenwirkungen wie Übelkeit und Verstopfung, die sich nicht beherrschen ließen. Wir haben ihr zusätzlich zu den Opiaten das Cannabinoid Dronabinol verordnet, einschleichend 2 x 3 Tropfen pro Tag bis zu einer Dosis von 2 x 20 Tropfen. Die Übelkeit und die Verstopfung sind zurückgegangen und die Opiate konnten reduziert werden. Die Schmerzlinderung ist gut und die Patientin fühlte sich wohl.

Nebenwirkungen. Insbesondere am Anfang der Behandlung und bei höheren Dosierungen kann es zu veränderter Sinnes- und Zeitwahrnehmung, Euphorie (»High«), Konzentrationsstörungen und Verwirrtheitszuständen kommen, bei Überdosierung auch zu Angstzuständen und Halluzinationen. Auch die körperlichen Nebenwirkungen treten vor allem am Anfang der Behandlung und bei höherer Dosierung auf. Als mögliche Nebenwirkungen sind derzeit bekannt:
- Mundtrockenheit
- Pulssteigerung
- Augenbindehautentzündung
- Augentrockenheit
- Kreislaufstörungen
- Kollapsneigung im Stehen

Diese Nebenwirkungen klingen allerdings bei Dosisreduzierung oder Absetzen des Präparates innerhalb weniger Stunden wieder ab.

Die Gefahr der Abhängigkeit von Dronabinol wird als kein reales Problem gesehen. Sollte es wegen starker Nebenwirkungen abgesetzt werden, so muss dies über einen längeren Zeitraum, d. h. schleichend, erfolgen.

Wechselwirkungen mit anderen Mitteln. Die Wirkung von Mitteln, welche die Psyche beeinflussen, wie z. B. Antihistaminika, Antidepressiva, Benzodiazepine und Muskelrelaxantien, kann verstärkt bzw. abgeschwächt werden.

> **WICHTIG**
>
> Dronabinol darf nicht zusammen mit Alkohol eingenommen werden.

Ketamin

Ketamin ist ein Wirkstoff, der in die Klasse der Rezeptorblocker gehört. Er wirkt spezifisch an speziellen Glutamat-Rezeptoren, die NMDA (N-Methyl-D-Aspartat) binden und wird deshalb auch NMDA-Rezeptorblocker genannt. Zur Wirksamkeit bei chronischen Schmerzen gibt es einzelne Fallberichte und erste Studien. Vor allem beim neuropathischen Tumorschmerz, der auch durch hohe Morphindosen nicht mehr beherrschbar ist, gibt es positive Berichte. Außerdem gibt es Hinweise zur Wirksamkeit bei chronischen neuropathischen Schmerzen, beim zentralen Schmerz nach Schlaganfall, bei Stumpf- und Phantomschmerz und Postzoster-Neuralgie. Bis jetzt fehlen noch kontrollierte Langzeitstudien, sodass eine generelle Empfehlung noch nicht ausgesprochen werden kann. In Zukunft werden die NMDA-Rezeptorblocker sicherlich eine größere Rolle in der Schmerztherapie einnehmen.

Memantine

Es gibt eine Reihe von Substanzen, die sich noch in der Erprobung befinden und für die Schmerztherapie noch nicht zugelassen sind. Eine dieser Substanzen ist Memantine (Axura®) – ein Medikament, das bisher vor allem in der Therapie von Demenz eingesetzt wird.

Bei Memantine handelt es sich um einen so genannten NMDA-Rezeptorantagonisten. Memantine schützt die Nervenzellen, in dem es den Kalziumeinstrom an den NMDA-Rezeptoren reguliert. Diese Abschirmung bzw. Schutz der Nervenzelle ist wahrscheinlich der Grund, dass Memantine bei neuropathischen Schmerzen eine Wirkung zeigt.

Triptane

Triptane sind chemisch mit Serotonin verwandt und werden zur Behandlung der Migräne eingesetzt. Sie binden an Rezeptoren, die vor allem an hirnversorgenden Gefäßen sowie im Ganglion trigeminale (ein Nervenknoten des Trigeminusnervs) vorkommen. Wahrscheinlich wirken Triptane, indem sie ein Zusammenziehen erweiterter hirnversorgender Gefäße bewirken und Entzündungen hemmen. Da die entsprechenden Rezeptorsubtypen auch in

Medikamentöse Schmerztherapie

den Koronararterien vorkommen, können Triptane auch dort zu einer Gefäßverengung führen.

Sieben verschiedene Präparate (siehe Tabelle S. 139) stehen für die Migränebehandlung in Deutschland zur Verfügung. Falls Sie auf ein Triptan nicht ausreichend gut angesprochen haben, kann es sinnvoll sein, ein anderes Triptan auszuprobieren. Die Sicherheitslage der Triptane ist sehr gut. Beispielsweise liegen weltweit mit Imigran Erfahrungen an über 300 Mio. behandelten Migräneattacken vor.

Nebenwirkungen. Das Nebenwirkungsprofil der verschiedenen Triptane ist vergleichbar. Allen Triptanen gemeinsam ist ein sogenannter Wiederkehrkopfschmerz (Recurrence), was bedeutet, dass nach anfänglich gutem Effekt der Kopfschmerz wiederkommen kann und deshalb ein Triptan erneut eingesetzt werden muss. Diese so genannte Recurrencerate liegt bei den Triptanen zwischen 20–40 %.

Unter allen bisher verfügbaren Triptanen werden weitere Nebenwirkungen beobachtet:
- Fehlempfindungen (Parästhesien) der Haut, wie Kribbeln oder Ameisenlaufen, andere ungewöhnliche Empfindungen (z. B. Wärme, Kälte, Brennen)
- Schmerzen oder Schweregefühl im Thorax- und Halsbereich
- unangenehme Gefühle im Bereich von Nase und Nebenhöhlen
- Schwindel und Müdigkeit

Meistens handelt es sich um kurz dauernde Beschwerden. Der Sumatriptan-Nasenspray verursacht bei fast 25 % der Behandelten eine Geruchs- oder Geschmacksstörung. Alle Triptane können insbesondere in höherer Dosierung den Blutdruck vorübergehend erhöhen.

> **WICHTIG**
> Triptane dürfen nicht eingenommen werden, wenn Sie an einem Bluthochdruck oder Gefäßerkrankungen leiden.

Dosierung. Sie sollten nicht mehr als 2 Dosen pro 24 Stunden, 3 Dosen pro Attacke einnehmen. Setzen Sie die Präparate nicht häufiger als an 10 Tagen im Monat ein. Bei mehr als 12 Dosiseinheiten pro Monat besteht die Gefahr, einen Medikamenten-induzierten Kopfschmerz (siehe S. 88) zu entwickeln. Im Allgemeinen wird empfohlen, bei ungenügender Wirksamkeit nach 2–4 Stunden eine 2. Dosis einzunehmen und bei Wiederauftreten der Kopfschmerzen eine dritte Dosis. Sie sollten die Triptane zwar relativ früh – d. h. bei Anzeichen einer beginnenden Migräne – jedoch nicht in der Auraphase einnehmen. Triptane können zur Abhängigkeit führen, wenn Sie sie mehrmals wöchentlich einnehmen.

> **WICHTIG**
>
> Seien Sie vorsichtig bei gleichzeitiger Anwendung von Ergotaminen! Bis zu 24 Stunden nach Einnahme von Ergotaminpräparaten sind Triptane verboten!

Wechselwirkung mit anderen Medikamenten. Eine Kombination von Triptanen mit Ergotderivaten ist nicht sinnvoll.

Triptane greifen in den Serotoninstoffwechsel ein. Serotonin ist einer der wichtigsten Botenstoffe des Nervensystems. Die gleichzeitige Gabe von Serotonin-Wiederaufnahme-Hemmern wie Fluoxetin und einem Triptan kann in Einzelfällen zu Schwäche und Koordinationsstörungen führen.

Auch MAO-Hemmer (ein bestimmtes Psychopharmakon) sowie Johanniskraut und SSRI (Selektive Serotonin-Wiederaufnahmehemmer = Psychopharmakon) greifen in diesen Stoffwechsel ein. Wenn diese Medikamente gleichzeitig verabreicht werden, kann es zu einem mitunter lebensgefährlichen Serotoninsyndrom kommen, das von Fieber, Schüttelfrost, Zittern, Durchfall, Übelkeit, Bluthochdruck gekennzeichnet ist. Es kann zu Herzrhythmusstörungen, Einschränkung der Nierenfunktion, Leberschädigung, Unruhe und Verwirrung kommen. Eine Therapie mit Triptanen darf deshalb frühestens zwei Wochen nach Absetzen eines MAO-Hemmers begonnen werden.

Triptane

Wirkstoff	Präparatname
Sumatriptan	Imigran®
Zolmitriptan	Ascotop®
Naratriptan	Naramig®
Rizatriptan	Maxalt®
Almotriptan	Almogran®
Eletriptan	Relpax®
Frovatriptan	Allegro®

Medikamentöse Schmerztherapie

Plazebos und ihre Wirkung

Plazebos sind Medikamente ohne pharmakologischen Wirkstoff, sie können trotzdem Schmerzen lindern. Wie kann das sein? 1978 ergab eine Untersuchung, dass eine durch ein Plazebo hervorgerufene Schmerzlinderung durch einen Opiatgegenspieler – Naloxon – aufgehoben werden kann. Das führte zu der Theorie, dass Plazebos endogene Opioide freisetzen. Heute gilt als gesichert, dass die Ausschüttung von körpereigenen Endorphinen für die Wirkung des Plazebos verantwortlich ist.

An Schmerzpatienten wurden Plazeboversuche durchgeführt, wobei sich herausstellte, dass auch bei mit Plazebos behandelten Patienten eine Linderung der Schmerzen zu beobachten war.

Um die Plazebobehandlung ranken sich allerdings auch einige unschöne Gerüchte, die hier kurz entkräftet werden sollen:
- »Ein Plazebo hilft zwischen organischen und psychogenen Krankheitsbildern zu unterscheiden«. Dahinter steht die Annahme, dass alle Patienten, die auf Plazebos reagieren, Hysteriker seien. Es unterstellt auch, dass positive Plazebopatienten alle organischen Krankheiten so perfekt imitieren könnten, dass auch die erfahrensten Kliniker in die Irre geführt werden könnten und den Plazeboversuch unternehmen könnten, um die »Betrüger« zu entlarven. Wenn diese Patienten als »Hysteriker« scheinbar entlarvt sind, fällt es dem Arzt leichter, ihn abzuweisen. Das ist sicher falsch. Jeder Mensch reagiert auf Plazebo, lediglich die Ausprägung ist unterschiedlich. Deshalb müssen auch grundsätzlich neue Medikamente gegen Plazebo getestet werden. Nur so kann man sicher sein, dass diese eine gesicherte pharmakologische Wirkung entfalten.
- »Nur eine bestimmte Zahl der Menschen reagiert auf Plazebos«. Die Wirksamkeit der Plazebos ist von vielen Faktoren abhängig, z. B. weiß man, dass Kapseln mit bunten Kügelchen wirksamer sind als weiße Kügelchen. Kapseln mit bunten Kügelchen sind effektiver als bunte Tabletten. Tabletten aus einer Flasche mit renommiertem Firmenetikett sind effektiver als die gleichen Tabletten aus einer Flasche ohne Etikett. Es ist mittlerweile wissenschaftlicher Konsens, dass es keinen

fixen Anteil an Plazebopatienten gibt.
- »Plazebopatienten sind ganz besondere Menschen und haben eine ihnen eigene Mentalität«. Die meisten seriösen Veröffentlichungen gehen davon aus, dass Menschen, die auf Plazebo reagieren, keine besonderen Persönlichkeitsmerkmale aufweisen.

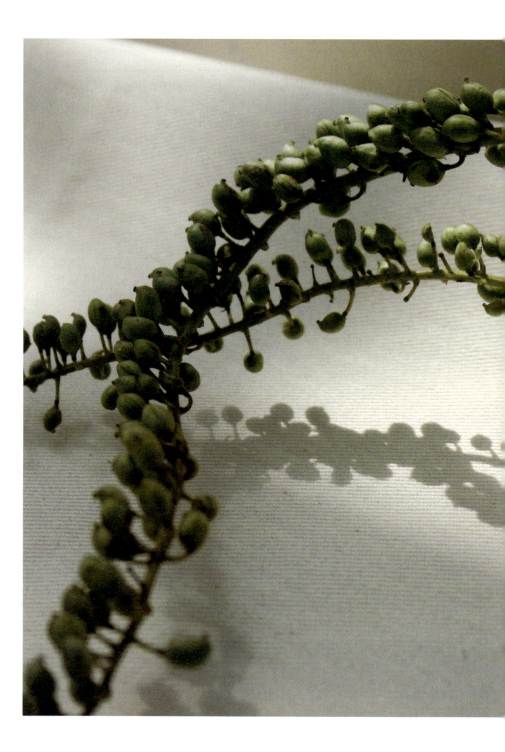

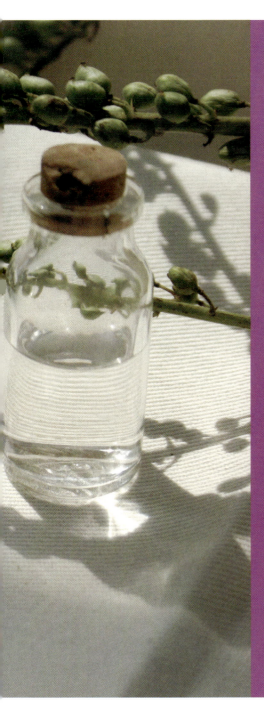

Nicht medikamentöse Schmerztherapie

Die nicht medikamentöse Schmerztherapie ist ein ebenso wichtiger Bestandteil einer Schmerztherapie wie der Einsatz von Medikamenten und darf nicht vernachlässigt werden.

Nicht medikamentöse Schmerztherapie

Bleiben Sie aktiv – treiben Sie Sport

Der gesamte Bewegungsapparat (Muskeln, Sehnen, Bänder, Gelenke und Nerven) hat eine zentrale Bedeutung im Leben eines jeden Menschen. Wird unser Bewegungsapparat nicht gefordert oder überfordert und einseitig belastet, so verkümmern einzelne Strukturen oder werden frühzeitig geschädigt: Muskeln schrumpfen und können ihrer Haltearbeit nur noch unzureichend nachkommen, folglich werden die Gelenke mehr belastet. Sehnen verkürzen sich und Bänder leiern aus, was wiederum zu Fehlstellungen und schmerzhaften Muskelverspannungen führen kann, die auf die Nerven drücken. Körperliche Aktivität ist daher ein wichtiger Beitrag zur Gesundung – auch und gerade bei Schmerzen.

Die Wiederherstellung verlorener Funktion, Rückgewinnung der Beweglichkeit und Schmerzstillung ist immens wichtig. Jede Maßnahme, die lediglich darauf abzielt, die Schmerzen alleine zu behandeln, wird nur begrenzten Erfolg haben.

Wo Ihre Schwachstellen sind, welche Strukturen gestärkt werden und auf welche Haltung Sie besonders achten müssen, finden Sie in den meisten Fällen nur mit Hilfe eines Physiotherapeuten heraus. Der Physiotherapeut zeigt Ihnen bei der Krankengymnastik Übungen, die zum Beispiel bei durch Muskelverspannungen bedingten Schmerzen hilfreich sind oder Übungen, mit denen Sie bestimmte Muskelgruppen stärken können, sodass die Gelenke geschont werden.

> **WICHTIG**
>
> Wenden Sie die Übungen, die Ihnen Ihr Physiotherapeut zeigt, regelmäßig zu Hause an.

Bewegungstherapie – Walking

Eine Methode, dem Schmerz entgegenzutreten, ist die Bewegungstherapie, die besonders bei rheumatischen Erkrankungen geeignet ist.

Hierfür ist das zurzeit im Trend liegende sportliche Gehen, auch »Walking« bzw. »Nordic Walking« genannt, eine sinnvolle Maßnahme, auf sanfte Weise die Gelenke geschmeidig zu halten und die Muskeln zu kräftigen. Der Begriff »Walking« kommt aus dem englischen und bedeutet »gehen«. Diese sportliche Übung kombiniert ein zügiges Gehen mit dem gleichzeitigen Einsatz der Arme. Das »Walken« kommt somit der natürlichen Abfolge einer Körperbewegung gleich.

Das »Nordic Walking« ist eine in Finnland entwickelte Sportart, die ursprünglich als Sommertraining für Ski-Langläufer genutzt wurde. Das Laufen mit den Stöcken ist inzwischen auch in unseren Breiten sehr beliebt geworden. Doch dieser Sport erfordert das Erlernen einer korrekten Bewegungsausführung, um Fehlbelastungen in Ellenbogen und Schulter zu vermeiden. Institutionen wie die »Deutsche Rheuma-Liga« oder auch der »Kneipp-Verein« bieten fortlaufende Kurse sowie regelmäßige Walking-Treffs an. Dort können Sie beide Sportarten unter professioneller Aufsicht erlernen. Auch bei der Wahl des Schuhwerkes und der Stöcke wird Ihnen Ihr Kursleiter zur Seite stehen.

Beide Sportarten sind besonders geeignet bei
- Verschleißerkrankungen (Arthrosen) in Hüfte, Knie und Oberschenkeln,
- Erkrankungen wie Osteoporose, Fibromyalgie sowie
- Rückenschmerzen.

Durch die einfachen Bewegungen ist das Unfallrisiko minimal. Gleichzeitig wird bei Ausübung dieses Sportes auf wirkungsvolle Weise Ihr Herz-Kreislauf-System trainiert und Ihr Stoffwechsel aktiviert. Der Bewegungsapparat wird auf sanfte Weise gefordert, ohne die Gelenke und Muskeln zu überfordern.

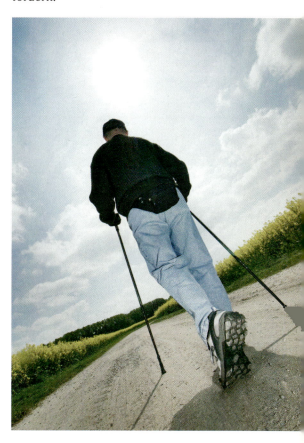

▲ Die richtigen Bewegungsabläufe des Walkings müssen erlernt werden.

Nicht medikamentöse Schmerztherapie

Ändern Sie Ihr Verhalten

Menschen mit chronischen Schmerzen oder häufig wiederkehrenden Schmerzen werden nicht umhinkommen, ihre Verhaltensweisen etwas zu ändern, um dem Schmerz besser begegnen zu können. Beobachten Sie Ihren Schmerz:

- Wann tritt der Schmerz auf?
- Wann ist er am stärksten?
- Was lindert den Schmerz?
- Was verstärkt ihn bzw. durch welche Umstände wird er hervorgerufen?

Ein Schmerztagebuch (s. S. 48) kann hilfreich sein, um den eigenen Schmerz genauer kennen zu lernen. Ist der Schmerz zum Beispiel zu bestimmten Tageszeiten am stärksten, so sollten Sie versuchen, Ihre Alltagsaktivitäten anzupassen und Ruhephasen einzuplanen. Menschen, die zu Kopfschmerzen neigen, sollten häufiger kleine Spaziergänge an der frischen Luft machen und ihre gesellschaftlichen Aktivitäten nicht unbedingt in verrauchte Lokale verlegen. Finden Sie heraus, was Ihnen gut tut und was Ihnen weniger bekommt und bauen Sie die Aktivitäten aus, die zu Ihrem Wohlbefinden beitragen.

Ernährung und Schmerz

Vieles spricht dafür, dass die Ernährung auf bestimmte Schmerzzustände einen Einfluss hat. Ein Zusammenhang zwischen Ernährung und Schmerz wird zum Beispiel bei der Migräne vermutet, obwohl dieser Zusammenhang auch umstritten ist. Es ist jedoch sinnvoll, darauf zu achten, ob Sie eine Migräneattacke möglicherweise mit bestimmten Nahrungsmitteln in Verbindung bringen können und ob es Ihnen nützt, wenn Sie diese Nahrungsmittel meiden.

Ein Zusammenhang zwischen Ernährung und Schmerz wird auch bei entzündlich bedingten Schmerzkrankheiten wie zum Beispiel Rheuma oder Arthrose diskutiert.

Migräne
Bei dieser weit verbreiteten Schmerzkrankheit stehen sogar bestimmte Nahrungsmittel in Verdacht, einen Migräneanfall auszulösen. Etwa jeder 10. Betroffene berichtet von solchen Vermutungen.

> **WISSEN**
>
> **Vermeiden Sie folgende Nahrungsmittel:**
> - Rotwein und andere alkoholische Getränke
> - Käse
> - Nüsse
> - Tee
> - Bananen
> - Schokolade
> - Fette Speisen
> - Zitrusfrüchte
> - Milch
> - Eier
> - Mais- und Weizenprodukte

Ob diese Nahrungsmittel allein als auslösender Faktor einer Migräneattacke in Frage kommen, wird allerdings diskutiert. Experten der Deutschen Migräne- und Kopfschmerzgesellschaft (DMKG) vermuten eher, dass bestimmte Anzeichen wie z. B. der Heißhunger nach etwas Süßem, bereits ein Vorbote der Migräneattacke ist. Auch wenn Sie Ihr bisheriges Essverhalten ändern, z. B. eine Diät anfangen oder eine gewohnte Mahlzeit auslassen, kann das einen Migräneanfall nach sich ziehen.

Eine bestimmte Migräne-Diät gibt es leider nicht, spezielle Diäten helfen selten. Manchen Patienten helfen kalte Getränke, bei manchen werden aber gerade durch kalte Getränke Migräneattacken ausgelöst. Auf einzelne Lebensmittel vorsorglich ganz zu verzichten, ist meist überflüssig. Außerdem schränkt es die Lebensqualität stark ein.

Zwar gibt es keine Garantie für eine Besserung durch eine Umstellung auf eine vollwertige Kost, es kann sich aber dadurch das körperliche Wohlbefinden bessern und ein Versuch lohnt sich. Migränepatienten zeigen häufig einen Mangel an Mineralstoffen, Flüssigkeit oder auch eine Unterzuckerung.

Regelmäßige Mahlzeiten sind wichtig, unregelmäßige Nahrungsaufnahme verursacht Stress, und Stress ist ein nachgewiesener Migräneauslöser. Verteilen Sie Ihre Mahlzeiten am besten auf 5–6 Zeiten pro Tag.

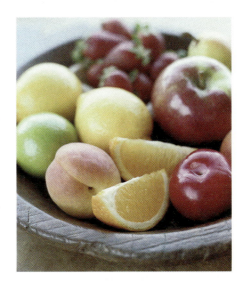

▲ Ernähren Sie sich gesund.

Nicht medikamentöse Schmerztherapie

> **WISSEN**
>
> ## Mit einer bewussten Ernährung können Sie gezielt Gegenspieler der Arachidonsäure aufnehmen:
>
> - Essen Sie mehrmals wöchentlich Seefisch, denn die Fette von Hering und Lachs sind besonders reich an so genannten Omega-3-Fettsäuren. Diese Omega-3-Fettsäuren sind die Gegenspieler der Arachidonsäure und können einen positiven Effekt auf Entzündungen ausüben.
> - Nehmen Sie viel Vitamin E zu sich, wie es in Ölen oder Nüssen enthalten ist. Es reduziert die Entstehung entzündungsfördernder Substanzen durch verschiedene Stoffwechselvorgänge, indem es zum Beispiel die Aktivität der Enzyme herabsetzt, die für die Bildung der entzündungsfördernden Prostaglandine notwendig sind. Vitamin E ist eine fettlösliche Substanz, die in ihrer ursprünglichen Form vor allem in Weizenkeimen, Nüssen, schonend behandelten Pflanzenölen und Pflanzenfetten vorkommt. Die Deutsche Gesellschaft für Ernährung (DGE) empfiehlt die Zufuhr von mindestens 12 mg Vitamin E pro Tag. Diese Menge ist beispielsweise enthalten in ca. 25 g Leinsamen, ca. 8 Teelöffel Sonnenblumenöl, 6 Esslöffel Olivenöl (90 g) oder 80 g Haselnüssen. Höhere Vitamin-E-Gaben werden empfohlen bei entzündlichen rheumatischen Erkrankungen, Arteriosklerose oder nach einem Herzinfarkt (bis zu 400 mg; 600 mg entsprechen je nach Präparat 600–900 IE = internationale Einheiten).
> - Essen Sie viel frisches Obst und Gemüse mit einem hohen Vitamin-C-Gehalt. Damit das Vitamin E seiner entzündungshemmenden Eigenschaft nachkommen kann, muss es »nach getaner Arbeit« von Vitamin C wieder regeneriert werden. Im Gegensatz zu Säugetieren kann der menschliche Körper kein Vitamin C bilden und ist auf die Zufuhr von außen angewiesen. Die DGE empfiehlt für Gesunde die tägliche Zufuhr von 100 mg Vitamin C, für Patienten mit rheumatischer Erkrankung 200 mg/Tag. Mehr als täglich 400 mg ist nicht sinnvoll, da das Vitamin C über den Urin ausgeschieden wird. Allerdings gibt es Vitamin C hochkonzentriert auch als Retardform, aus der das Vitamin C verzögert freigegeben wird, sodass über den ganzen Tag ein gleichmäßiger Wirkstoffspiegel im Körper bestehen bleibt. Vitamin C ist in hohen Konzentrationen in Zitrusfrüchten, Paprika, Broccoli und Sanddornbeeren enthalten.
> - Um das Vitamin C zu regenerieren, benötigen Sie das Enzym Glutathionperoxidase, das vor allem in Fisch, Fleisch, Leber und Nüssen enthalten ist. Die Glutathionperoxidase benötigt wiederum das Spurenelement Selen, um funktionieren zu können. Die DGE empfiehlt die tägliche Zufuhr von 50–100 μg Selen für Gesunde und 100–200 μg für Rheumatiker.

> **WICHTIG**
>
> Ernähren Sie sich ballaststoffreich mit viel frischem Obst und Gemüse. Achten Sie außerdem auf eine ausreichende Versorgung mit Magnesium, B-Vitaminen und ungesättigten Fettsäuren.

Rheumatoide Arthritis und Arthrose

Außer bei Migräne kann die Ernährung theoretisch einen Einfluss auf entzündlich bedingte Schmerzzustände, wie z. B. auf die rheumatoide Arthritis oder die Arthrose, haben. Diese ist zwar auch nicht durch eine spezielle Diät heilbar, die Ernährung kann jedoch dazu beitragen, die für die rheumatoide Arthritis oder Arthrose typischen Entzündungen zu reduzieren und möglicherweise auch auf diese Weise die Schmerzen zu lindern.

Um das zu verstehen, ist es wichtig, die Rolle der Arachidonsäure und der Omega-3-Fettsäuren kennen zu lernen. Die Arachidonsäure, ein körpereigenes Stoffwechselprodukt, das der Körper in geringem Maß selber herstellt, ist an Entzündungsvorgängen beteiligt. Sie ist Bestandteil der menschlichen Zellmembran und Ausgangsstoff für Leukotriene und Prostaglandine – dabei handelt es sich um hormonähnliche Substanzen, die bei Entzündungsprozessen eine Rolle spielen. Der Hauptanteil der Arachidonsäure wird jedoch über die Nahrung aufgenommen, vor allem durch tierische Produkte, wie Fleisch und Wurst, Eigelb und Milchprodukte. Deshalb erscheint es sinnvoll, diese Nahrungsmittel zu reduzieren. Omega-3-Fettsäuren wiederum sind Gegenspieler der Arachidonsäure und in höheren Konzentrationen in Seefisch enthalten. Darum sollte Fisch regelmäßig auf dem Speiseplan stehen.

Verhaltenstherapie

Wer ständig unter Schmerzen leidet, verändert zwangsläufig sein Verhalten. Das veränderte Verhalten kann dazu beitragen, dass der Schmerz verstärkt wird und man in einen regelrechten Teufelskreis hineingerät. Das kognitiv-verhaltenstherapeutische Modell der Schmerzwahrnehmung verdeutlicht diesen Ablauf sehr gut:

Nicht medikamentöse Schmerztherapie

```
┌─────────────────────────────────────────────────────────────┐
│  Schmerz entsteht, ausgelöst z. B. durch körperliche        │
│  Schädigung oder psychosoziale Belastung                    │
└─────────────────────────────────────────────────────────────┘
                            ↓
┌─────────────────────────────────────────────────────────────┐
│  Die Wahrnehmung verändert sich, die Aufmerksamkeit wird    │
│  auf den Schmerz fokussiert.                                │
└─────────────────────────────────────────────────────────────┘
                            ↓
┌─────────────────────────────────────────────────────────────┐
│  Die Gedanken verändern sich. Man empfindet Bedrohung,      │
│  Gefahr, Unerträglichkeit, Unkontrollierbarkeit.            │
└─────────────────────────────────────────────────────────────┘
                            ↓
┌─────────────────────────────────────────────────────────────┐
│  Die Gefühle verändern sich. Der Betroffene wird depressiv, │
│  ängstlich, aggressiv und hilflos.                          │
└─────────────────────────────────────────────────────────────┘
                            ↓
┌─────────────────────────────────────────────────────────────┐
│  Depression, Aggression, Angst und Hilflosigkeit lösen      │
│  körperliche Reaktionen aus. Man befindet sich in erhöhter  │
│  Erregung, die Muskeln sind angespannt, man nimmt eine      │
│  Schonhaltung ein, die Schlafqualität ist sehr schlecht.    │
│  Diese Körperreaktionen verschlimmern den Schmerz.          │
└─────────────────────────────────────────────────────────────┘
```

Die Verhaltenstherapie bietet einen Ansatz, um aus diesem Teufelskreis wieder herauszukommen. Ziele und Wege der Verhaltenstherapie sind:

- Die Einstellung des Patienten zum Schmerz soll sich verändern, weg vom hoffnungslosen »überwältigt sein« hin zum Management des Schmerzes.
- Der Patient wird über Bewältigungsstrategien aufgeklärt, die dabei helfen, sich dem Schmerz und den sich daraus entstehenden Problemen anpassen zu können.
- Das Selbstbild des Patienten soll sich verändern. Er soll sich selbst nicht als passives und ausgeliefertes hilfloses Wesen ansehen, sondern rege und aktiv die Kompetenzen erwerben, seine Probleme zu bewältigen.
- Patienten lernen ihre Assoziationen zwischen Gedanken und Gefühlen und Verhaltensproblemen kennen und können so nach und nach lernen, automatisches und schlecht ausgeprägtes Verhalten zu ändern.
- Die Patienten werden ermutigt, die Erfolge ihrer Anstrengung zu würdigen.

Eine verhaltensorientierte Schmerzbehandlung wird bei vielen unterschiedlichen Schmerzsyndromen mit gutem Erfolg eingesetzt. Zum Beispiel bei:
- Kopfschmerz
- Gesichtsschmerz
- Rückenschmerzen
- Fibromyalgie
- somatoformen, depressiven Störungen
- begleitend zu neuropathischen Schmerzformen

Es gibt mehrere verhaltenstherapeutisch ausgerichtete Behandlungsverfahren. Die verschiedenen Schmerzbewältigungsprogramme setzen sich meist aus drei Behandlungsphasen zusammen:
- Informationsteil,
- Übungsphase, in der die Schmerzbewältigung geübt wird, und
- Praxisphase.

Informationsphase: In dieser Phase erhalten Sie ausführliche Informationen zur Entstehung und Aufrechterhaltung von Schmerzen. Sie lernen, dass Sie selbst etwas tun können, auf der anderen Seite lernen Sie aber auch, überzogene Heilungserwartungen abzubauen

WISSEN

Verhaltenstherapeutische Regeln für Schmerzpatienten (nach Sternbach):

- Akzeptieren Sie, dass Sie Schmerzen haben.
- Setzen Sie sich klare Ziele und arbeiten Sie darauf hin. Gemeint sind Ziele im sozialen, beruflichen Bereich und in der Freizeit.
- Zeigen Sie auch Wut auf den Schmerz
- Teilen Sie sich Ihre Alltagsaktivitäten ein. Passen Sie Ihre Leistungen an die Situation an.
- Bringen Sie sich in eine gute körperliche Verfassung. Treiben Sie angemessen Sport, Bewegungstherapie, stärken Sie Ihre Muskeln und Ihre Ausdauer.
- Lernen Sie wieder sich bewusst zu entspannen. Bauen Sie Entspannungsphasen ein.
- Nehmen Sie Ihre Medikamente regelmäßig ein und nicht nach Bedarf, sonst besteht die Gefahr, dass Sie immer wieder in den Schmerz zurückfallen und immer höhere Dosen benötigen.
- Nehmen Sie Hilfe von Familie und Freunden ruhig an, aber hüten Sie sich davor, in die Passivität zu verfallen oder sich zu sehr bemitleiden zu lassen.
- Reden Sie offen mit dem Arzt, geben Sie ihm Hintergrundinformationen. Nur so kann er Ihnen helfen – obwohl er auch keine Wunder vollbringen kann. Letzteres müssen Sie auch akzeptieren.

Nicht medikamentöse Schmerztherapie

– in dem Sinne wie »die anderen müssen etwas tun«. Sie lernen, dass Sie den Schmerzen nicht hilflos ausgeliefert sind, sondern bewusst eingreifen können.

Übungsphase: In der nächsten Phase lernen Sie, innere und äußere Schmerzauslöser zu beeinflussen. Die inneren Schmerzauslöser sind z. B. Furcht, Gefühle, ängstliche Gedanken, Erinnerungen, die äußeren sind verschiedene Stressoren, z. B. Lärm, Hektik, unregelmäßige Mahlzeiten. Hilfreich sind Schmerztagebücher, um herauszufinden, was im Einzelnen die Stressoren sind.

Praxisphase: Dann folgt der eigentliche Teil der Schmerzbewältigung. Dazu lernen Sie verschiedene Techniken, z. B. Entspannungstechniken wie progressive Muskelrelaxation nach Jacobsen (S. 154) oder Selbstregulationstechniken wie Biofeedback (S. 152), Selbsthypnose und Imaginationsübungen (beide S. 157).

Außerdem lernen Sie gesundheitsfördernde Maßnahmen. Ihre Aktivität wird stufenweise aufgebaut (z. B. Mobilisation, Bewegungstherapie [S. 144]), oder Sie lernen, wie man schmerztherapeutische Verfahren wie z. B. TENS (S. 164) einsetzt. Alles zusammen trägt dazu bei, dass sich Ihre Lebensqualität wieder bessert.

Im letzten Schritt setzen Sie das Erlernte im Alltag ein.

Biofeedback

Der Begriff »Biofeedback« bedeutet soviel wie »biologische Rückmeldung« und bezeichnet einen Teilbereich der Verhaltenstherapie. Bei dieser Methode werden gut messbare Größen wie Muskelanspannung, Herzfrequenz und Hauttemperatur, die der Patient normalerweise nicht wahrnimmt, mit Hilfe von Geräten verstärkt und dem Patienten rückgemeldet, sodass er sie wahrnehmen kann. Der Patient lernt nun, diese Rückmeldungen zu bewerten und willentlich zu beeinflussen. Wie gut ihm das gelingt, sieht der Patient sofort an der Information, die er vom Gerät übermittelt bekommt.

Bei der Migräne wird beispielsweise das so genannte Vasokonstriktionstraining eingesetzt. Hier bekommt der Patient eine Rückmeldung über die Engstellung der Arteria temporalis, der oberflächlich verlaufenden Schläfenschlagader. Die reflektorische Weitstellung dieses Gefäßes im Migräneanfall wird als eine der Hauptursachen

Ändern Sie Ihr Verhalten | Nicht medikamentöse Schmerztherapie ▶

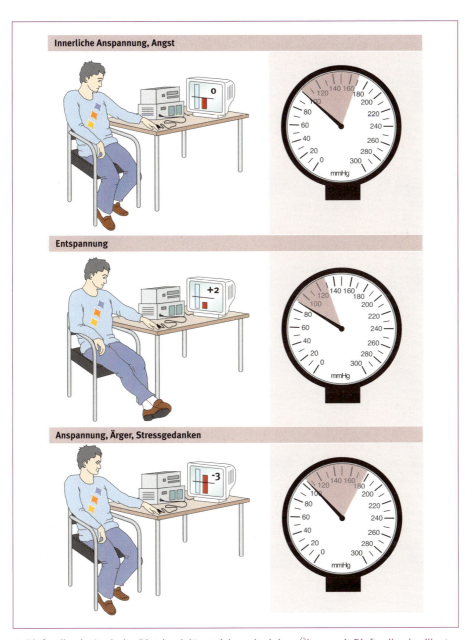

▲ Biofeedback: Auch der Blutdruck lässt sich nach einiger Übung mit Biofeedback willentlich beeinflussen.

Nicht medikamentöse Schmerztherapie

für den Kopfschmerz im Migräneanfall angesehen. Der Patient lernt, das Gefäß willentlich eng zu stellen, was im Migräneanfall hilfreich ist. Die Deutsche Migräne- und Kopfschmerzgesellschaft (DMKG) hat in ihren Leitlinien zur Behandlung und zur Vorbeugung von Migräne der Biofeedbacktherapie eine ebenso hohe Wirksamkeit bescheinigt wie einer medikamentösen Therapie.

Sind Muskelverspannungen die eigentliche Schmerzursache (z. B. bei Spannungskopfschmerzen, Rückenschmerzen oder Gesichtsschmerzen), kommt das EMG-Biofeedback zum Einsatz. Bei dieser Methode wird der Muskeltonus gemessen, und der Patient lernt, gezielt bestimmte Muskelgruppen zu entspannen.

> **ERFAHRUNG**
>
> Einer meiner Migränepatienten, der jahrelang hohe Dosen von Ergotamin eingenommen hatte, konnte das Ergotamin absetzen und mit Physiotherapie, Entspannungsübungen und Biofeedback seine Migräne gut in den Griff bekommen.

Mithilfe des Hauttemperaturbiofeedbacks trainiert man – ähnlich wie beim autogenen Training – die Entspannungsfähigkeit. Beim Biofeedback erhält der Patient auch eine objektive Bewertung, wie gut ihm diese Entspannungsübung gelingt.

Autogenes Training und progressive Muskelrelaxation

Durch regelmäßige Entspannungsübungen wie beispielsweise durch »Autogenes Training« oder die »progressive Muskelrelaxation nach Jacobsen« lässt sich der Schmerz durch die Beeinflussung über das vegetative Nervensystem gut steuern. Beide Entspannungsformen dienen der Erholung und Entspannung und unterstützen die Behandlung von Schmerzzuständen. Verkrampfungen lösen sich durch die tiefe Entspannung, Schmerzen werden gelindert.

Autogenes Training (AT)
Diese Methode der konzentrierten Selbstentspannung wurde in den dreißiger Jahren des 20. Jahrhunderts von dem Berliner Nervenarzt und Psychotherapeuten Johannes Heinrich Schultz entwickelt. Dieses Übungsprogramm verhilft dem Betroffenen, mit speziellen Übungen in einen Zustand der tiefen Entspannung zu gelangen. Durch einfache Formeln (»Mein rechter Arm ist ganz schwer«.) werden diese Empfindungen eingeübt und trainiert.

Ändern Sie Ihr Verhalten | Nicht medikamentöse Schmerztherapie

Es besteht aus sechs körperbezogenen Übungen,
- die ein Schwere- und Wärmegefühl in den Extremitäten,
- eine Leichtigkeit der Atmung,
- eine angenehme Empfindung in der Herzgegend,
- eine Wärme im Bauchraum
- und eine Kühle im Bereich der Stirn erzeugen sollen.

Fragen Sie Ihren Arzt nach Anlaufstellen, um diese Form der Entspannung zu erlernen. Oft bieten die Volkshochschulen Kurse an.

Progressive Muskelrelaxation nach Jacobsen

Dieses Verfahren wurde von dem Amerikaner Edmund Jacobsen im Jahre 1938 entwickelt. Hierbei soll der Teilnehmer nacheinander bestimmte Muskelgruppen fest anspannen und dann entspannen. Durch diesen Wechsel gleitet der Körper in einen angenehmen Entspannungszustand, Ruhe und innere Gelassenheit stellen sich als Folge davon ein. Die progressive Muskelentspannung ist gut geeignet für aktive, unruhige und nervöse Menschen. Bei dieser Entspannungsform kann der Betroffene selbst aktiv werden. Dieses

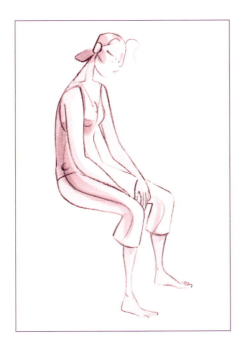

▲ Kutschersitz

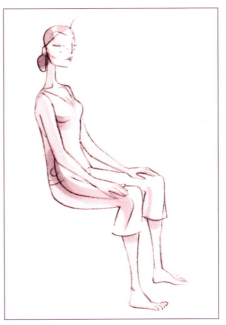

▲ Angelehnte Sitzposition

Nicht medikamentöse Schmerztherapie

Verfahren kann auch als Einstieg für das autogene Training genutzt werden, das Gefühl der Schwere wird dann leichter wahrgenommen.

Hypnose

Die Hypnose darf man nicht leichtfertig als »Hokuspokus« bezeichnen. Im Gegenteil, sie stellt eine wirkungsvolle nichtmedikamentöse Methode zur Behandlung und Kontrolle von Schmerzen dar. Tatsächlich war die Hypnose bis zur Einführung des Äthers 1846 und des Chloroforms 1847 eines der wenigen wirksamen Schmerzmittel. Heute findet die Hypnose z. B. nicht zu Unrecht auch wieder Eingang in die Zahnarztpraxen.

Obwohl sich Hypnose vom griechischen Wort »Hypnos« (Schlaf) ableitet, hat sie mit Schlaf nichts zu tun. Es handelt sich um einen veränderten Bewusstseinszustand, in dem die Aufmerksamkeit des in Hypnose Versetzten gesteigert und nach innen gerichtet ist. Man wird in einen sehr entspannten, tranceähnlichen Zustand versetzt. Dieser Zustand kann genutzt werden, indem der behandelnde Arzt die Stimmungslage oder die innere Einstellung des Patienten besser beeinflussen kann und über diesen Weg die Schmerzwahrnehmung und Schmerzbewertung im Gehirn verändert.

Wie Hypnose genau wirkt, weiß man bis heute nicht. Auf jeden Fall kann Hypnose sinnvoll sein, wenn Schmerzen auch durch psychische Einflüsse unterhalten werden – und das ist bei allen chronischen Schmerzen der Fall. (Stellen Sie sich nur einmal vor, Sie müssten drei Tage lang mit heftigen Zahnschmerzen herumlaufen. Nach drei Tag wären Sie vermutlich niedergeschlagen und unendlich müde wegen des Schlafmangels.)

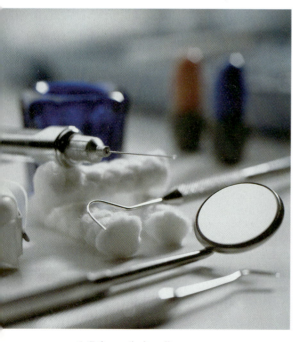

▲ Zahnarztbehandlung

Vor jeder Hypnose-Behandlung ist eine medizinische Abklärung der Beschwerden dringend erforderlich, wozu auch eine gründliche Erhebung der Krankengeschichte gehört. In der Regel werden Hypnose-Therapien von spezialisierten Diplom-Psychologen durchgeführt, die eine hierfür erforderliche Ausbildung haben. Diese sind in Fachgesellschaften organisiert, z. B. der Milton-Erickson-Gesellschaft. Es gibt jedoch auch Ärzte mit einer Hypnose-Ausbildung.

> **WICHTIG**
>
> Wenden Sie sich an einen speziell für Hypnose ausgebildeten Facharzt. Fallen Sie nicht auf selbst ernannte Heiler oder Hypnotiseure herein. Solche Leute lindern nicht Ihre Schmerzen, sondern erleichtern allenfalls Ihren Geldbeutel.

Selbsthypnose

Sie können auch lernen, sich selbst zu hypnotisieren und auf diese Weise chronische Schmerzen besser in den Griff bekommen.

Selbsthypnose gibt es in verschiedenen Formen. Eine bekannte Form ist das Autogene Training (S. 154), bei dem man sich durch eine Reihe von Formeln in einen tiefen Entspannungszustand versetzt.

Eine andere Form der Selbsthypnose sind Imaginationstechniken. Es gibt Ärzte, die bei Krebspatienten die Imaginationstechnik anwenden zur Unterstützung des Immunsystems. Die Patienten sollen sich dabei zum Beispiel vorstellen, dass die Zellen des Immunsystems Haifische sind und die Krebszellen kleine Fische, die von den Haifischen gefressen werden. Schmerzpatienten können sich zum Beispiel ein imaginäres Bild von ihren Schmerzen machen und dann versuchen, dieses Bild jedes Mal beim Ausatmen zu verändern. Eine weitere Art der Selbsthypnose ist es, sich mehrmals täglich positive Sätze zu formulieren – z. B. »Ich bin stark«, »Ich bin entspannt«.

> **PRAXISTIPP**
>
> **Geduld bei der Selbsthypnose**
>
> - Wichtig ist bei diesen Techniken das tägliche, regelmäßige Üben
> - Üben Sie am Anfang nur wenige Minuten. (Wer starke Schmerzen hat, kann sich nicht besonders gut konzentrieren.)
> - Wählen Sie günstige Zeiten aus. Die beste Zeit für die Selbsthypnosesitzungen ist meist am Morgen und in Zeiten, in denen die Schmerzen gerade ein wenig nachgelassen haben.

Nicht medikamentöse Schmerztherapie

Lassen Sie sich verwöhnen

Trotz aller Medikamente und modernster medizinischer Verfahren gehören die manuellen Therapien, also die über die Hände wirkenden Kräfte, sicherlich zu den am häufigsten angewandten Verfahren der Schmerzlinderung. Das Auflegen der Hände ist die älteste, am weitesten verbreitete und am besten akzeptierte Methode der Schmerzlinderung. Eltern von kleinen Kindern lernen schnell, dass das Berühren von schmerzenden Stellen oft schon allein ein Problem beseitigen und in ein zufriedenes Lächeln auflösen kann. Viele Schmerzpatienten müssen aber erst lernen, Berührungen zuzulassen.

Spannungskopfschmerzen und Nackenschmerzen werden wohl öfter durch Massage des Lebensgefährten als durch ärztliche Maßnahmen behandelt.

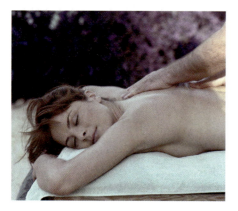

▲ Eine Massage lindert wirkungsvoll Nacken- und Spannungskopfschmerzen.

Manuelle Medizin – Chirotherapie

Die manuelle Medizin, auch Chirotherapie genannt, nutzt bestimmte Handgriffe und Techniken, um Störungen im Gelenkspiel, die zu Schmerzen führen, zu beheben oder entgegen zu wirken. Durch die Wiederherstellung eines regelrechten Gelenkspieles bessern sich Schmerzen.

Für die manuelle Medizin bestehen auch Kontraindikationen. Sie darf zum Beispiel nicht angewandt werden bei hochgradiger Osteoporose, akuter

> **WICHTIG**
>
> Die manuelle Medizin darf nur von einem entsprechend weitergebildeten Arzt/Physiotherapeuten durchgeführt werden.

Arthritis, Knochentumoren oder Knochenmetastasen, akutem Bandscheibenvorfall oder schweren arteriellen Durchblutungsstörungen (insbesondere bei Manipulationen an der Halswirbelsäule).

Massage

Neben der laienhaft angewandten Massage, die oft sehr gut helfen kann, kann fachgerecht angewandte Massage, etwa von einem Physiotherapeuten oder einem Krankengymnasten, sicherlich schmerzlindernd wirken.

Als Anwendungsgebiete gelten chronische Rückenschmerzen, Nackenschmerzen und Spannungskopfschmerzen. Hier werden leichte oder stärkere Druckkräfte ausgeübt, um im Weichteilbereich, in den Muskeln, Sehnen oder Bändern oder auch in den Gelenken eine Bewegung hervorzurufen. Massagen eignen sich gut zur Kombination mit anderen Physiotherapieformen und werden in Serien durchgeführt. Sie eignen sich aber nicht als Dauerbehandlung.

Die Massageformen reichen von Streichelmassagen bis zu den festen Druck ausübenden Tiefenmassagen.

Tiefenmassagen. Mit festem Druck ausgeübte Massagen führen zu einer verstärkten Durchblutung im Gewebe, einhergehend mit einem Wärmegefühl. Diese als klassische Massage bezeichnete Technik ist angezeigt bei Muskelverspannungen sowie begleitend bei degenerativen und entzündlichen Wirbelsäulen- und Gelenkerkrankungen, bei Muskelatrophie und Paresen (= Erschlaffung, unvollständige Lähmung; vor der Krankengymnastik) und zur Nachbehandlung nach gelenkchirurgischen Eingriffen. Bei akuten Gelenkentzündungen dürfen diese Regionen nicht behandelt werden!

Bindegewebsmassage. Verklebungen von Narben oder im Gewebe können ebenfalls mit Massage behandelt werden. Diese Bindegewebsmassage wirkt reflektorisch auf die Funktion und Durchblutung innerer Organe und zählt zu den Reflexzonenmassagen. Indikation für Bindegewebsmassage sind unter anderem funktionelle arterielle Durchblutungsstörungen sowie funktionelle Organbeschwerden.

Fußreflexzonenmassage. Bei der Fußreflexzonentherapie geht man davon aus, dass sich auf den Fußsohlen bestimmte Zonen befinden, von denen feste Verbindungen (Reflexwege) zu den übrigen Körperregionen bestehen.

Nicht medikamentöse Schmerztherapie

Durch eine Druckpunktmassage der entsprechenden Stellen am Fuß lassen sich über die Reflexwege die inneren Organe und eventuelle Funktionsstörungen beeinflussen. Die Organe einer Körperhälfte werden auf der Sohle des entsprechenden rechten oder linken Fußes lokalisiert. Eine Massage der Fußsohlen kann sehr angenehm sein und eignet sich gut als Partnermassage. Die Wirkung dieser Fußreflexzonentherapie ist wissenschaftlich allerdings nicht nachgewiesen.

> **WICHTIG**
> Eine Massage sollte die Schmerzgrenze des Patienten nicht überschreiten.

Die Wirkung der klassischen Massage beruht auf zwei Prinzipien. Zum einen wird die Schmerzschwelle erhöht, Muskelverkrampfungen werden gelöst und die Beweglichkeit wird verbessert. Der psychologische Effekt der Massage, der sich in Abhängigkeit von der Beziehung des Patienten zum Therapeuten ergibt, ist aber nicht unbedeutend. Dem Therapeuten, der mit seinen Händen den Schmerz sucht und dort etwas tut, wird ein größeres Vertrauen entgegengebracht als denjenigen, die den Patienten nicht anfassen. Dieses Vertrauen der Patienten und ihre Zufriedenheit wächst, je mehr vertrauensvolle Erklärungen angewandt werden. Im Laufe der Behandlung wächst dieses Vertrauen weiter an.

Balneotherapie (Bädertherapie)

Krankheitsbilder wie Rheuma, Arthrosen, Osteoporose, Gicht, Muskelverspannungen sind die klassischen Indikationen für eine Balneotherapie.

Rheumatische Erkrankungen. Zur Behandlung von rheumatischen Erkrankungen werden Natrium-Chlorid-Solen, Schwefelsolen und Radonbäder angewendet. Die verschiedenen Kurkliniken setzen unterschiedliche Konzentrationen von Zusätzen ein. Eine einheitliche Empfehlung gibt es hier nicht. Im Bewegungs- und Schwimmbad liegt die Natrium-Chlorid-Konzentration meist zwischen 2 % bis 5 %, im Wannenbad zwischen 2 % und 9 %. Die Temperatur im Solebewegungsbad liegt zwischen 30° und 34°, im Wannenbad meist 37°. In vielen Kurorten wird bei Rheuma eine Soletherapie mit einer Peloidthera-

> **WICHTIG**
> Bäder zur Behandlung entzündlicher rheumatischer Erkrankungen dürfen nur außerhalb akuter Schübe angewendet werden.

pie (Moor-, Schlammpackungen) kombiniert eingesetzt. Schwefelbäder wirken sehr intensiv und lösen starke Reaktionen aus. Sie werden vor allem bei Gelenkrheumatismus eingesetzt.

Warme Bäder dürfen nicht angewandt werden bei: venösen Durchblutungsstörungen, Ödemen, Blutungen und erhöhter Blutungsneigung, Tumorerkrankungen frischem Bandscheibenvorfall, schweren Allgemeinerkrankungen, schweren Herz- und Kreislauferkrankungen.

Der heilende Effekt der Bäder beruht auf verschiedenen Einflüssen. Entscheidende Bedeutung wird dem Ausgleich von Regulationsstörungen zugeschrieben, wie sie zum Beispiel bei akuten rheumatischen Erkrankungen vorliegen. Einen Einfluss auf derartige Regulationsstörungen hat die Hautdurchblutung, die durch Solebäder verstärkt wird. Dadurch werden Stoffwechselendprodukte schneller abtransportiert und entzündungshemmende Stoffe gelangen besser an den Ort der Entzündung.

Chronische Polyarthritis, degenerative Gelenkerkrankungen (Arthrose) und Wirbelsäulenschmerzen. Hier ist nachgewiesen, dass Bewegungsbäder, insbesondere Solebewegungsbäder den Kräftezuwachs fördern, die Gelenkbeweglichkeit verbessern und Schmerzen lin-

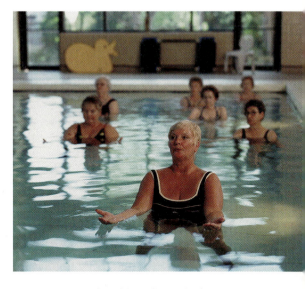

▲ Aquagymnastik ist besonders gelenkschonend und verbessert die Gelenkbeweglichkeit.

dern. Die Solebäder zählen dabei noch zu den mildesten Bäderanwendungen. In der Regel werden sie gut vertragen.

Muskelverspannungen. Im Wasser muss der Körper nicht so sehr gegen die Schwerkraft ankämpfen, und die Muskeln können sich von ihrer Haltearbeit ausruhen. Stärker konzentrierte Solebäder fördern zusätzlich den Auftrieb und Bewegungen, die sonst nur unter Schmerzen durchzuführen sind, fallen leichter. Verspannungen lösen sich allmählich. Zusätzlich werden Hautdurchblutung und Stoffwechsel angeregt. Die Muskeln können sich regenerieren.

Nicht medikamentöse Schmerztherapie

Wärme- und Kälteanwendung

Wärme- und Kälteanwendungen sind die häufigste physikalische Behandlungsform gegen chronische Schmerzen. Muskelverkrampfungen reagieren häufig gleich gut auf Wärme und Kälteanwendungen.

Kälte bzw. Wärmeentzug hat im Körper eine ganze Reihe von Auswirkungen:
- Erhöhung der Wachsamkeit
- Abnahme der Durchblutung
- Analgesie (Schmerzlinderung) durch Kälteanästhesie
- Entzündungshemmung, Fiebersenkung

Auch Wärme hat eine ganze Reihe von positiven Effekten:
- Steigerung der Durchblutung
- Steigerung des Stoffwechsels
- Muskelentspannung
- bessere Dehnbarkeit des Bindegewebes
- Anhebung der Schmerzschwelle

> **WICHTIG**
>
> Wärme dürfen Sie nicht anwenden bei akuten Entzündungen (z. B. Bein heiß und geschwollen), Tumorerkrankungen und Lymphstauungen.
> Kälte dürfen Sie nicht anwenden bei arteriellen Durchblutungsstörungen (z. B. PAVK), Kälteallergie, Gefühlsstörungen im schmerzhaften Gebiet, Gewebestörungen

> **PRAXISTIPP**
>
> Es gibt eine Fülle von Möglichkeiten der Wärme- und Kälteanwendungen, die Sie zum Teil zu Hause durchführen können.
>
> Wärmeanwendungen, z. B. bei Muskelverspannungen, rheumatoider Arthritis außerhalb von akuten Schüben, weichteilrheumatischen Beschwerden, degenerativen Wirbelsäulenveränderungen, Fibromyalgie (hier sind individuell sehr unterschiedliche Reaktion möglich), schmerzhaften Regelblutungen, chronischen Nebenhöhlenentzündungen, Ohrenschmerzen:
> - Infrarotlichtbestrahlung
> - Fango
> - Wärmepackungen (Leinsamen-, Heublumen-, Salz- und Kartoffelsäckchen)
> - Sitzbäder
> - Vollbäder
> - Sauna
>
> Kälteanwendungen, z. B. bei schmerzhaften Reizzuständen, Entzündungen, Schwellungen:
> - Kühlspray
> - Eispackungen
> - Kühlgelbeutel
> - tiefgekühlte Luft oder Stickstoff
>
> Legen Sie zwischen das Kühlmittel und Ihre Haut immer ein Handtuch o. Ä., um Kälteschäden an der Haut zu vermeiden.

Bei der so genannten Spray- und Stretch-Methode werden die Haut und das tiefere Gewebe durch ein Kältespray vereist und somit die Schmerzschwelle angehoben. Das Gelenk kann dann passiv weiter bewegt werden. Diese spezielle Methode wird zumeist im Sport verwendet.

Nicht medikamentöse Schmerztherapie

Reizen Sie Ihren Körper

Bei den so genannten Stimulationsverfahren wird ein unschädlicher, lokaler Reiz benutzt, um die Schmerzschwelle anzuheben und den Schmerz dadurch zu vermindern. Zu den Verfahren, die durch das Setzen eines Reizes schmerzlindernd wirken, zählen in erster Linie die transkutane elektrische Nervenstimulation und die Akupunktur.

TENS (Transkutane elektrische Nervenstimulation)

Bei der transkutanen elektrischen Nervenstimulation (TENS) werden mit Stromstößen unter der Haut liegende Nerven gereizt. Durch diese Stimulation kann man eine Hemmung der Schmerzwahrnehmung erreichen. Dies bezeichnet man als »Gegenirritation«.

Dass dieses Prinzip funktioniert, wissen Sie aus eigener Erfahrung. Stellen Sie sich vor, wie Sie sich das letzte Mal heftig das Knie angeschlagen haben. Was war die erste Reaktion (nach dem Aufschrei)? Sie reiben das Knie – und der Schmerz lässt nach. Damit haben Sie das Prinzip der Gegenirritation angewandt.

TENS kann auf zwei verschiedene Weisen wirken:

Bei der hochfrequenten Stimulation werden insbesondere die so genannten Aβ-Fasern gereizt. Dies führt auf Rückenmarksebene zu einer Hemmung der Übertragung der Schmerzreize.

Mit der niedrigfrequenten Stimulation werden Aδ-Fasern und C-Fasern gereizt. Damit wird eine Form der Schmerzhemmung aktiviert, die teils durch Endorphinausschüttung vermittelt ist.

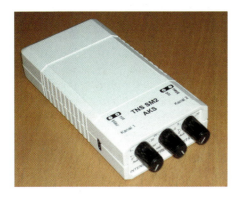

▲ TENS-Gerät

(Mit TENS werden die Aβ-Fasern gereizt, die hemmend auf die C-Fasern wirken. Aβ-Fasern sind so genannte niedrigschwellige Mechanosensoren, die auf Berührung reagieren. C-Fasern sind langsam leitende Nervenfasern von Nozizeptoren, die den eher dumpfen Schmerz vermitteln. Daneben gibt es noch schnell leitende Fasern von Nozizeptoren (Aδ-Fasern), die für die Empfindung des stechenden Schmerzes verantwortlich gemacht werden).

Inzwischen gibt eine große Vielfalt transportabler Reizstromgeräte, die unterschiedliche Stromarten und Frequenzen produzieren. Meist werden Klebe- oder Gummielektroden (Pads) an der Haut platziert und zwar über schmerzauslösenden Triggerpunkten, den entsprechenden Nerven oder Akupunkturpunkten. Die Stellen, auf denen die Pads zur Stromapplikation platziert werden sowie die genaue Frequenz, Stromstärke und Impulsdauer müssen bei jedem Patienten ausgetestet werden. Die Reizung hemmt die Schmerz-

WISSEN

Hauptindikationen von TENS:
- muskuloskelettale Schmerzen
- posttraumatische Schmerzen (z. B. nach Operation)
- Neuralgien
- Stumpf- und Phantomschmerzen
- Durchblutungsstörungen
- Tumorschmerzen

Kontraindikationen:
- Patienten mit Herzschrittmacher (Demand-Schrittmacher; hier kann es vorkommen, dass der Herzschrittmacher die Frequenz des TENS-Geräts falsch interpretiert oder übernimmt und bei Bedarf nicht mehr anspricht) Auf alle Fälle sollte hier die Anwendung im Brustbereich vermieden werden!
- Metallimplantate (z. B. künstliches Hüftgelenk, Knie etc.). Es kann zu einer starken Wärmeentwicklung kommen.
- Verwenden Sie TENS nicht in den ersten Monaten der Schwangerschaft.

PRAXISTIPP

Lassen Sie sich beraten!

Kaufen Sie sich nicht gleich das nächst beste Gerät aus der Vielzahl der inzwischen angebotenen Geräte, sondern lassen Sie sich ausführlich beraten und lassen Sie die genaue Einstellung von Ihrem Arzt vornehmen. Das verlangt viel Zeit und Einfühlungsvermögen. Nach einer Unterweisung durch den Arzt können Sie dann TENS selber zuhause mehrfach am Tag durchführen. Es gibt Geräte, die so groß sind wie eine Zigarettenschachtel und die Sie unauffällig am Gürtel tragen können. Erkundigen Sie sich bei der Krankenkasse, ob sie die Kosten für das TENS-Gerät übernehmen.

Nicht medikamentöse Schmerztherapie

weiterleitung und Schmerzempfindung. Der Reiz soll spürbar sein in Form eines Prickelns oder Kribbelns, darf aber nicht als schmerzhaft empfunden werden. Die Stimulationsdauer liegt in der Regel zwischen 20 und 30 Minuten, die Schmerzlinderung hält durchschnittlich 2–4 Stunden an. Allerdings kann man nicht vorhersagen, wer mehr oder weniger davon profitiert. Eine völlige Schmerzfreiheit durch TENS allein können Sie aber kaum erwarten. Es gelingt aber häufig, dass Patienten aufgrund der Schmerzlinderung durch TENS die Schmerzmittel reduzieren

können. Nebenwirkungen wie Hautreizungen bis hin zu Verbrennungen oder starke Muskelkontraktionen können nur auftreten, wenn die Stromstärke zu hoch ist oder Frequenz und Dauer falsch gewählt wurden. Ansonsten ist TENS ein sicheres Verfahren.

> **WICHTIG**
>
> Platzieren Sie die Elektroden niemals über den Halsschlagadern (Karotiden). Das kann zu Schwindel und Bewusstlosigkeit führen.

Akupunktur

Nach altchinesischer Vorstellung hängt die Funktion der Organe vom Fluss der Lebensenergie ab, die über Linien, so genannte Meridiane, fließt. Ein zu geringer oder ein zu starker Fluss der Lebensenergie führt zu Erkrankungen und zu dem Symptom Schmerz. Auf diesen Meridianen liegen besondere

> **WICHTIG**
>
> **Methoden der Reizung bei Akupunktur:**
>
> - Einstechen mit Nadeln
> - Wärme (Moxibustion)
> - Ultraschall
> - Laserstrahlen
> - Druck mit dem Finger (Akupressur)

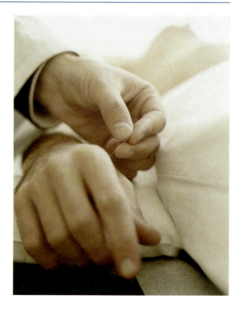

▲ Akupunktur

Punkte, die Akupunkturpunkte, durch deren Reizung man Schmerzen lindern kann. Allerdings spricht nicht jeder gleich gut auf Akupunktur an. Nicht geeignet sind z. B. Patienten, die Medikamentenmissbrauch betreiben.

In der Schmerztherapie wird Akupunktur vor allem zur Behandlung von folgenden Schmerzformen eingesetzt:
- Kopfschmerzen
- Schmerzen des Bewegungsapparates (z. B. Rücken- und Schulterschmerzen) Muskelverspannungen
- Fibromyalgie
- Gelenkentzündungen
- Neuralgien (z. B. Zoster, Trigeminusschmerz)
- Verletzungen peripherer Nerven (z. B. Phantomschmerz, Neuralgie)

Trotz der breiten Anwendung fehlen bis heute große, kontrollierte Studien über die Wirksamkeit und die Wirkungsweise der Akupunktur, die den Kriterien der so genannten »evidenzbasierten Medizin« entsprechen (s. S. 176).

Segmenttherapie = Neuraltherapie

Bei vielen Erkrankungen innerer Organe kommt es zu Veränderungen in ganz bestimmten Bereichen der Haut, die auch als Head'sche Zonen bezeichnet werden (benannt nach dem Neurologen Head, der dieses Phänomen als erster beobachtet hat). Bestimmte Rückenmarksnerven (Spinalnerven) versorgen Organe und Hautgebiete. Empfindungen dieser Organe werden dann auch diesen Hautbereichen zugeordnet. Bei Erkrankungen dieser Organe kann sich also auch eine Überempfindlichkeit bestimmter Hautareale gegenüber äußeren Reizen einstellen.

Bei der Segmenttherapie bzw. Neuraltherapie setzt man Reize in ganz bestimmten Segmenten, z. B. durch Injektionen direkt unter die Haut (Quaddeln) oder auch tiefer, um damit einen Einfluss auf die inneren Organe zu nehmen. So kann zum Beispiel ein äußerer Reiz einen Einfluss auf ein Organ im Bauchraum ausüben.

Die Indikationen der Segmenttherapie sind chronische Schmerzzustände, aber auch viele funktionelle Schmerzen (z. B. Gelenkschmerzen).

Nicht medikamentöse Schmerztherapie

Elektrotherapie

Das Wirkungsprinzip der Elektrotherapie beruht auf der stimulierenden Wirkung elektrischen Stroms, der die Muskulatur lockert, die Durchblutung anregt und Schmerzen lindert.

Man unterscheidet verschiedene Anwendungsformen:

- Nieder-, Mittel- und Hochfrequenz-Therapie
- Stangerbad (Vollbad plus Gleichstrom); Änderung des Muskeltonus und einer Anhebung der Schmerzschwelle.
- Transkutane Elektrische Nervenstimulation (TENS) (s. S. 164)

WISSEN

Wichtigste Anwendungsgebiete der Elektrotherapie

- alle akuten und chronischen Schmerzen des Bewegungsapparates (z. B. Arthrosen, rheumatoide Polyarthritis)
- Schmerzen nach Schlaganfall
- chronische Entzündungen (Arthrose)

Kontraindikationen:

- Patienten mit Herzschrittmachern
- Endoprothesenträgern am Ort der Endoprothese (z. B. an der Knieendoprothese, Hüftendoprothese)
- Vorliegen einer akuten Entzündung (z. B. auch bei aktivierter Arthrose)
- lokale Entzündungen
- Entzündungen am Schmerzort

Elektrische Stimulation am Rückenmark

Hier handelt es sich um eine Methode der Schmerzbekämpfung bei schweren chronischen Schmerzen, wenn alle anderen Verfahren ausgereizt sind. Eine elektrische Stimulation des Rückenmarks (= spinal cord stimulation; SCS) sollte nur von einem guten Neurochirurgen durchgeführt werden. Bei dieser Methode werden Kontaktelektroden an das Rückenmark angelegt. Dabei reizt man Rückenmarksneurone und blockiert damit darunter liegende Nerven. Die Zahl der neurologischen Komplikationen ist gering.

Zur Anwendung kommt diese Methode bei chronischen Bein- und Rückenschmerzen, insbesondere im Zustand nach fehlgeschlagener Rückenoperation (failed back pain surgery). Eine kleine Zahl der vielen tausend Patienten, die sich jedes Jahr einer Rückenoperation unterziehen müssen, entwickeln chronische Schmerzen und eine gewisse Behinderung. Der Schmerz sitzt meist im Rücken und/oder in einem oder beiden Beinen.

Die Erfolgsraten von Stimulation des Rückenmarks reichen von 10–70 %. Es kommt der rückenmarksnahen Opiatgabe (Schmerzpumpe) in der Wirksamkeit nah. Häufig werden Operationen wiederholt. Hier kann die elektrische Stimulation des Rückenmarks eine Alternative sein.

Bei neuropathischen Schmerzen bis hin zu Nervenverletzungen bei Amputation scheint SCS ebenfalls für viele Patienten Erleichterung zu bringen. Auch bei stumpfen Phantomschmerzen kann SCS mit einigem Erfolg eingesetzt werden.

Ultraschall

Beim Ultraschall werden elektrische Schwingungen von hoher Frequenz auf das Gewebe übertragen und so in mechanische Schwingungen umgewandelt. Im Gewebe entsteht im Wechsel ein Druck und ein Zug – ähnlich wie bei einer Massage. Außerdem erwärmt sich das Gewebe. Ultraschall hat eine Tiefenwirkung (bis ca. 4 cm). Sinnvoll ist die tägliche Anwendung.

Die wichtigsten Anwendungsgebiete sind:

- Muskelhartspann und dadurch eingeschränkte Beweglichkeit und Funktion der Gelenke
- chronische degenerative Erkrankungen des Bewegungsapparats (z. B. Arthrose)
- posttraumatische Schmerzzustände des Bewegungsapparates (nach Unfällen, nach Operationen)
- möglicherweise auch schmerzlindernde Wirkung bei Osteoporose, da der Schallwechseldruck ein physiologischer Reiz für den Knochen ist

Nicht medikamentöse Schmerztherapie

Auch Pflanzen können helfen – Phytotherapie

Falls Sie zur Schmerzlinderung pflanzliche Präparate zusätzlich zu anderen, von Ihrem Arzt verordneten Schmerzmitteln einnehmen, müssen sie ihren Arzt immer darüber informieren. Pflanzliche Mittel sind nicht immer harmlos. Eigentlich zählen ja auch die Opiate zu den pflanzlichen Mitteln, die seit 2000 Jahren in der Medizin eingesetzt werden. Zum Beispiel verändert Johanniskraut, das eigentlich ein Antidepressivum ist und bei leichten Schmerzen eine Wirkung zeigt, die Verstoffwechselung und damit die Wirkung mancher anderer Medikamente.

Weide

Der wichtigste Inhaltsstoff der Rinde der Weide (Salix alba) ist das Salicin, das in der Leber zu Salicylsäure umgewandelt wird. Diese Säure hat eine entzündungshemmende und schmerzlindernde Wirkung und wird in erster Linie bei Kopfschmerzen und rheumatischen Beschwerden eingesetzt. Im 19. Jahrhundert gelang es, diesen Wirkstoff synthetisch herzustellen. Die Salicylsäure wurde zur Acetylsalicylsäure weiterentwickelt, die heute in Präparaten wie Aspririn, ASS-ratiopharm und vielen anderen eingesetzt wird. Aus der Weidenrinde (Salix cortex) kann auch ein Tee zubereitet werden. Weidenrindentee eignet sich gut für die längere Einnahme als Schmerzmittel bei rheumatischen Beschwerden.

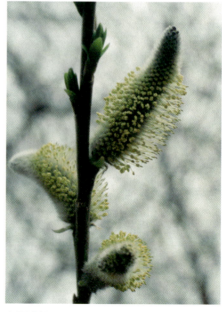

▲ Weide

Teufelskralle

Die Teufelskralle (Harpagophytum procumbens) ist eine afrikanische Pflanze, die vor allem in den Steppengebieten von Transvaal vorkommt. Ihre Inhaltsstoffe werden für unterstützende Therapien bei degenerativen Erkrankungen des Bewegungsapparates, schmerzhafter Arthrose sowie Entzündungen der Sehnenscheiden eingesetzt. Die wichtigsten Wirkstoffe dieser Pflanze sind die Iridoidglykoside, wie z. B. Harpagosid, Harpagid und Procumbid.

Die Wirkungen dieser Inhaltsstoffe beruhen in erster Linie auf entzündungshemmenden Eigenschaften. In den Apotheken werden mittlerweile eine Vielzahl von Teufelskrallenpräparaten in Form von Kapseln, Tabletten sowie Teedrogen angeboten. Teufelskrallentee, über einen längeren Zeitraum eingenommen, eignet sich gut bei schmerzhaften Gelenkserkrankungen. Erfahrungen zeigen, dass nach einigen Wochen eine deutliche Schmerzlinderung erreicht wird. Neben der inneren Einnahme werden auch lokale Einspritzungen (Quaddelungen) in der Nähe des erkrankten Gelenkes von Ärzten durchgeführt.

Goldrutenkraut

Ein schmerzlinderndes, wirksames, pflanzliches Kombinationspräparat besteht aus einem alkoholischen Frischpflanzenauszug der Zitterpappel (Populus tremula), der Esche (Fraxinus excelsior) und dem Echten Goldrutenkraut (Solidago virgaurea L.). Die Zitterpappel ist ein schnellwüchsiger Laubbaum, der zu den Weidengewächsen gehört, ihre Rinde und Blätter enthalten wie die Weidenrinde auch Salicylsäure. Die echte Goldrute ist in unseren Breiten beheimatet; ihre gelben Blütenrispen finden wir im späten Sommer auf trockenen Waldwiesen, in lichten Wäldern sowie an sonnigen Hügeln

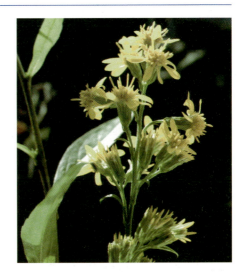

▲ Goldrutenkraut

Nicht medikamentöse Schmerztherapie

und Waldrändern. Die Pflanze gehört zur Familie der Korbblüter. Ihr Extrakt besitzt eine entzündungshemmende, krampflösende und harntreibende Wirkung. Kontrollierte Studien dieses Kombinationspräparates haben gezeigt, dass es bei schmerzhafter Erkrankung des Bewegungsapparates eine ebenso gute Wirkung besitzt wie das bekannte nichtsteroidale Antirheumatikum Diclophenac.

> **WICHTIG**
>
> Da pflanzliche Präparate in ihrer Wirksamkeit nicht zu unterschätzen sind und Wechselwirkungen mit synthetisch hergestellten Arzneimitteln auftreten können, sollten Sie jedes therapeutische Vorgehen mit Ihrem behandelnden Arzt besprechen.

Äußerlich angewandte Therapeutika

Durch das Auftragen von bestimmten Substanzen auf die Haut lässt sich eine Fernwirkung erzielen, sodass es auch in weiter entfernt gelegenen Regionen zu einer Schmerzlinderung kommt. Dies ist darauf zurückzuführen, dass Nervenfasern betäubt werden und das Signal »Schmerz« nicht mehr an das Gehirn weiterleiten.

Capsaicin

Capsaicin, der scharf schmeckende Anteil der Chilischoten, wird auch äußerlich angewandt. Sie sollten ihn allerdings nicht bei akutem Schmerz oder akuten Schüben anwenden. Capsaicin erregt bestimmte Nozizeptoren und setzt Neuropeptide frei (Botenstoffe wie Noradrenalin), wodurch ein Brennen verursacht wird. In hohen Dosen lässt Capsaicin Nervenfasern degenerieren. Nach mehrmaligem Auftragen stellen die Nozizeptoren ihre Funktion vorübergehend ein. Anschließend setzt eine Betäubung an der behandelten Stelle ein. Hinzukommt der Wärmeeffekt. Die Hyperämie (verstärkte Hautdurchblutung) sorgt dafür, dass Stoffwechselgifte schneller abtransportiert werden, aber auch, dass Medikamente dort besser ankommen und besser wirken können.

Wirksam ist Capsaicin bei Patienten mit diabetischer Polyneuropathie und anderen neuropathischen Schmerzen.

Anwendung. Die Creme muss 3–4-mal pro Tag aufgetragen über 4–6 Wochen aufgetragen werden. Eine entscheidende Nebenwirkung, die viele Patienten dazu veranlasst, die Behandlung vorzeitig abzubrechen, ist das heftige Hautbrennen.

Nicht medikamentöse Schmerztherapie

Lokalanästhetika

Eine weitere äußerlich angewandte Therapieform, die bei neuropathischen Schmerzen Linderung verspricht, sind Lokalanästhetika.

Die EMLA®-Creme (Wirkstoffe Lidocain, Prilocain) wird zur Betäubung der Haut angewendet. Damit ist z. B. eine mit geringeren Schmerzen verbundene Wundreinigung von Beingeschwüren möglich. Die lokale Betäubung der Haut verringert auch Schmerzen in Zusammenhang mit kleineren Eingriffen wie z. B. Blutabnahme (bei Kindern) und kleineren chirurgischen Eingriffen.

Neurochirurgische Eingriffe

Nur wenn keine der bisher genannten medikamentösen oder nichtmedikamentösen Behandlungen zum Erfolg geführt hat, wird in seltenen Fällen über neurochirurgische Maßnahmen nachgedacht, die im Folgenden kurz erläutert werden:

- Perkutane Facettendenervation mit Radiofrequenz (An den kleinen Wirbelgelenken = Facetten sitzen Nozizeptoren, die mit Wärme zerstört werden).
- Rhizotomia posterior: operative Durchtrennung der hinteren Rückenmarkswurzeln, wodurch die Weiterleitung der Schmerzreize aus der Peripherie zum Rückenmark unterbrochen ist
- Dorsal-route-entry-zone-lesion (DREZ-Läsion): gezielte Zerstörung der Neuronen im Hinterhorn des Rückenmarks, die bei Herpes zoster der Spinalnerven und Phantomschmerzen versucht werden kann
- Longitudinale Myelotomie: Durchtrennung von Nervenfasern im Rückenmark bei hochgradigen, nicht anders therapierbaren spastischen Lähmungen der Beine
- Chordotomie: Durchtrennung von Nervenfasern, die aus dem Rückenmark zum Thalamus ziehen als Ultima ratio bei schweren, anhaltenden Schmerzzuständen der Beine
- Mikrovaskuläre Dekompression (Jannetta-Operation): Druckentlastung durch das Einbringen eines Muskelstücks (oder auch Gorotex, Teflon oder Gelatineschwämmchen) zwischen Nerv und Blutgefäß bei sonst nicht therapierbarer Trigeminusneuralgie

Nicht medikamentöse Schmerztherapie

Nicht evaluierte Methoden – Alternative Verfahren

Unter »evidenzbasierter Medizin« versteht man die beste Patientenbehandlung auf der Grundlage der vorhandenen wissenschaftlichen Untersuchungen. Dabei werden bisherige, allgemein anerkannte Untersuchungs- und Behandlungsverfahren neu bewertet (evaluiert) und ggf. durch solche ersetzt, die wirksamer, genauer und sicherer sind.

Da inzwischen die Flut an medizinischem Wissen so groß geworden ist, dass es dem einzelnen Arzt nicht mehr möglich ist, aus dem Überangebot eine bessere Behandlungsart herauszufinden, haben Wissenschaftliche Medizinische Fachgesellschaften die Aufgabe übernommen, die jeweils besten wissenschaftlichen Erkenntnisse zu suchen, auf ihre Wirksamkeit zu prüfen und in Behandlungsempfehlungen öffentlich zugänglich zu machen. Kriterien, die dabei zu Grunde gelegt werden, sind z. B. Studiengröße und Studienqualität.

Der Begriff der Erfahrungsmedizin darf jedoch nicht ins Abseits gestellt werden. Viele Methoden und Medikamente, die in der Praxis erfolgreich eingesetzt werden, können durch das Raster fallen, wenn sie in großen Studien nicht geprüft werden. Genauso kann es modernen Verfahren ergehen, deren Wirksamkeit noch nicht durch entsprechende Studien belegt ist.

Alternative oder komplementäre Verfahren in der Schmerztherapie sind nur dann gerechtfertigt, wenn die Verfahren keinen Schaden anrichten und wenn es keine nachweislich wirksameren Behandlungsalternativen gibt. Verfahren, die keinen oder nur einen geringen Nutzen bringen, sind abzulehnen.

Leider gibt es auf dem Markt eine große Anzahl von Anbietern zweifelhafter Methoden. Die Krankenkassen sind hier zu Recht sehr vorsichtig und übernehmen die Kosten von Verfahren, deren wissenschaftlicher Nachweis der Wirksamkeit noch aussteht, nicht. Gerade verzweifelte Schmerzpatienten wenden sich gerne solchen Methoden zu und sind bereit, auch hohe Summen für eine vermeintliche Linderung zu zahlen. Bevor Sie zu einem dieser »Rettungsanker« greifen, weil Ihnen bisher kein Arzt helfen konnte, wenden Sie sich lieber an die Deutsche Schmerzliga. Sie nennt Ihnen Schmerztherapeuten in Ihrer Nähe.

PST

Die Pulsierende-Signal-Therapie (PST) ist eine von dem Arzt und Biophysiker Dr. Richard Markoll entwickelte Methode zur Behandlung nahezu aller Erkrankungen des Bewegungsapparates, in erster Linie degenerativer Erkrankungen (Arthrose), Erkrankungen des rheumatischen Formenkreises sowie frischer Verletzungen des Bewegungsapparates (z. B. Knorpelfrakturen, Bandverletzungen, Schleudertrauma).

Nach der Theorie dient das elektromagnetische Feld als Übermittler gleichstromerzeugter, pulsierender Signale, die auf die Strukturen des Bindegewebes gerichtet sind und dort durch Stimulation der knorpelaufbauenden Zellen eine Regeneration des Knorpels hervorrufen.

Derzeit gehört die PST zu den nicht anerkannten Behandlungsmethoden, da ein Wirksamkeitsnachweis sowie Studien mit einer ausreichenden Nachbeobachtungszeit fehlen. Der Patient muss für die Kosten der Behandlung selbst aufkommen.

Ultraviolettbestrahlung des Blutes und hämatogene Oxidationstherapie (HOT)

Bevor es Antibiotika gab, wurde die Ultraviolett-Bestrahlung (UVB) des Blutes zur Bekämpfung von bakteriellen Infektionskrankheiten eingesetzt. Man entnahm dem Patienten Blut, bestrahlte es mit ultraviolettem Licht und führte das Blut dem Patienten wieder zu. Das machte Sinn, da ultraviolettes Licht Bakterien abtötet.

Bei der hämatogenen Oxidationstherapie wird das Blut aus der Vene entnommen, zuerst mit Sauerstoff angereichert und dann mit ultraviolettem Licht bestrahlt. Anschließend erhält der Patient sein so behandeltes Blut mittels Tropf zurück in die Vene. Etwa zehn Sitzungen werden angeboten.

Ein Blick auf die lange Liste der Anwendungsgebiete vermittelt den Eindruck, als ob HOT ein Allheilmittel wäre. So soll diese Therapie bei Durchblutungsstörungen, chronischen Entzündungen, Gicht, Migräne, Asthma, Allergien, Erschöpfungszuständen, chronischen Lebererkrankungen helfen und wird auch bei allgemeinen Alterserkrankungen und als Begleittherapie bei Krebs angepriesen. Allein diese lange Liste von Indikationen sollte schon stutzig machen. Ein Nutzen ist nicht nachgewiesen. Geworben wird mit zahlreichen individuellen Behandlungserfolgen. Bei hygienisch einwandfreier Anwendung sind Nebenwirkungen kaum zu befürchten, leichte Kreislaufstörungen können im Einzelfall auftreten. Die Schulmedizin lehnt dieses Verfahren ab wegen dem fehlenden Nachweis einer Wirksamkeit.

Sauerstoff-Mehrschritt-Therapie (SMT)

Diese Methode geht auf den Physiker Manfred von Ardenne zurück. Er vermutet, dass die Absenkung des arteriellen pO_2 (Sauerstoffpartialdrucks) mit dem Lebensalter wesentlich zum Altern des menschlichen Organismus und zum Rückgang seiner körperlichen und geistigen Lernfähigkeit beiträgt. Er nimmt an, dass reversible Gestaltänderungen und Schwellungen der Gefäßwandzellen, abhängig vom Grad ihrer Sauerstoffversorgung, den inneren Querschnitt der Kapillaren beeinflussen. Durch alle Varianten der Sauerstoff-Mehrschritt-Therapie (SMT) würde dieser zelluläre Kapillarwand-Schaltmechanismus der Mikrozirkulation in eine positive Richtung umgeschaltet. Dies werde durch den »Basiseffekt« der Therapie erreicht, nämlich »die nach Prozessende langzeitig anhaltende Zunahme der arteriovenösen O_2-Sättigungsdifferenz des Blutes« Postuliert wird, dass es bei dieser Methode zu einer anhaltenden Erhöhung des arteriellen Ruhe-Sauerstoffpartialdrucks und zu einer Senkung des venösen Ruhe-Sauerstoffpartialdrucks kommt.

Die klassische SMT läuft in 2 Schritten ab: 1. Schritt: Verabreichung von Medikamenten, die angeblich zur »Erhöhung der O_2-Verwertung in Geweben und Zellen« führen (z. B. Vitamin B_1, Dipyridamol, Magnesiumorotat); 2. Schritt: Inhalation eines Sauerstoff-Luft-Gemisches mit einem Sauerstoffgehalt von bis zu 95 %. Dies soll zu einer »starken Erhöhung des O_2-Partialdruckes im Alveolarraum der Lunge« führen.

Die Liste der Indikationen ist wieder beeindruckend lang: Sie reicht von Asthma bronchiale bis Hypertonie, Hörsturz, Verbesserung der Lebensqualität, Abwehrstimulation bis zum Frühstadium des grauen Stars, chronischer Polyarthritis und Migräne. Es gibt wahrscheinlich keinen Schmerzpatienten, der nicht irgendwie auch reinpasst.

Ein Nutzen bzw. ein Wirksamkeitsnachweis, so wie er heute für Medikamente und medizinische Verfahren mittels Studien zu fordern ist, steht aus.

Chelat-Therapie

Die Chelat- oder EDTA-Therapie wird in der Komplementärmedizin bei einer ganzen Reihe von Erkrankungen angepriesen – und sicher finden sich dort auch zahlreiche Schmerzpatienten wieder oder fühlen sich angesprochen. Ein Auszug aus der Indikationsliste zeigt dies deutlich: Alle arteriosklerotischen Gefäßerkrankungen, Arthritis, Rheuma, Chronisches Müdigkeitssyndrom (CFS), Fibromyalgie, Potenzstörungen, Makulargeneration, Diabetes, Retinopathie, Retinitis Pigmentosa, Ausleitung von Giften bei Alkoholismus, Drogenkonsum und nach Chemotherapie.

Die Theorie, die dahinter steckt: EDTA (ein Molekülkomplex) bindet Kalziumionen, die dann ausgeschieden werden, was zu einer »Entkalkung aller Gefäße führt« – »von der Schlagader bis zu den kleinsten Gefäßen«. Das wurde bisher allerdings in keinen verlässlichen Studien bestätigt.

Die Chelat-Therapie ist nicht ungefährlich. Die Therapie entzieht dem Körper nicht nur Kalzium, sondern auch wichtige Mineralien und Spurenelemente. Die Folge kann eine Störung des Kalziumstoffwechsels mit Herzrhythmusstörungen und Krampfanfällen bis zum Atemstillstand sein. Auch Nierenversagen und Schädigungen des Knochenmarks sind beschrieben worden. Wegen des fehlenden Nachweises eines Nutzens und wegen der Risiken ist die Chelattherapie abzulehnen. Dennoch wird die Chelattherapie nach wie vor von vielen »Gesundheitspraxen« und »Naturheilzentren« angeboten.

Bioresonanztherapie

»Mit einem ausgewählten Schmerzprogramm wird die Frequenz des Schmerzes gemessen und mit der gegenteiligen Frequenz überlagert. Die Schmerzintensität wird deutlich gemildert oder im besten Falle wird der Schmerz sogar »gelöscht«. Und das ohne Nebenwirkungen!«

So oder ähnlich wird die Bioresonanztherapie von Naturheilzentren, Gesundheitspraxen etc. angepriesen.

Was steckt dahinter? Begründer dieser Therapie ist ein Scientologe. 1977 brachte der Arzt und Scientologe Franz Morell und sein Schwiegersohn Erich Rasche das erste Bioresonanzgerät auf den Markt. Sie behaupteten, dass

Nicht medikamentöse Schmerztherapie

Krankheiten durch Störungen körpereigener elektromagnetischer Schwingungen verursacht werden und das Gerät in der Lage sei, diese krankmachenden Schwingungen zu registrieren und sie in gesunde Schwingungen umzuwandeln. Für die Bioresonanztherapie gibt es keinen wissenschaftlichen Wirksamkeitsnachweis. Das Konzept ist aus naturwissenschaftlicher Sicht gesehen nicht haltbar.

Therapieerfolge im Einzelfall lassen sich nur durch den Plazeboeffekt erklären. Die Methode wird zurecht nicht von der gesetzlichen Krankenkasse erstattet. Der Patient muss selber zahlen!

Die Bioresonanztherapie darf auf keinen Fall mit der Biofeedback-Therapie (siehe S. 152) verwechselt werden! Biofeedback funktioniert ganz anders und ist nachweislich wirksam im Gegensatz zur Bioresonanztherapie.

Homöopathie

Die Homöopathie stellt ein eigenständiges medizinisches System mit einem umfassenden Konzept von Gesundheit, Krankheit und Heilung dar. Zur Behandlung der verschiedenen Erkrankungen dürfen nur solche Substanzen in bestimmten (niedrigen) Dosen gegeben werden, die in höheren Dosen beim Gesunden ein ähnliches Krankheitsbild hervorrufen (Ähnlichkeitsgesetz). Es werden Pflanzen- und Mineralien-Extrakte eingesetzt. Die Verdünnung ist zuweilen so stark, dass sich rein rechnerisch kein Wirkstoff-Molekül mehr in dem Präparat befinden sollte.

Die Wirksamkeit der Homöopathie ist immer wieder Gegenstand wissenschaftlicher Untersuchungen. Neuere Studien kommen zu dem Schluss, dass die Effekte der Homöopathie Plazebo-

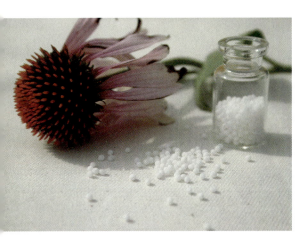

▲ Globuli enthalten stark verdünnte Pflanzen- oder Mineralienextrakte.

effekte (s. S. 140) sind und die verspürte Wirksamkeit nach einer homöopathischen Behandlung mehr auf dem Glauben an deren Wirksamkeit beruht. Dennoch können Sie, wenn Sie ein Anhänger der Homöopathie sind, einen Versuch mit diesen Mitteln unternehmen. Denn es spielt keine Rolle, auf welche Art und Weise die Wirkung zustande kommt.

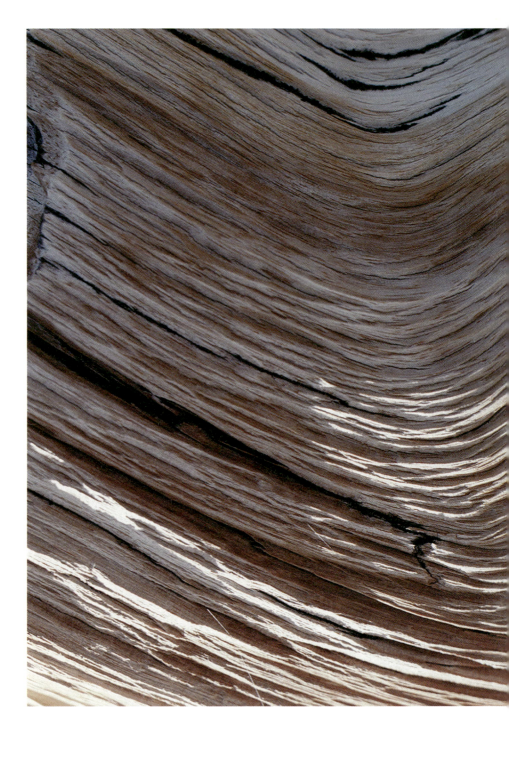

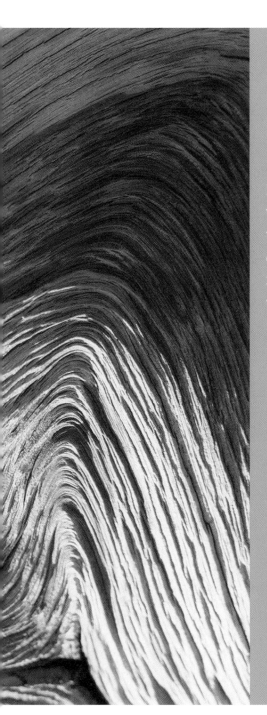

Häufige Fragen

Es gibt bestimmte Fragen, die von Schmerzpatienten immer wieder gestellt werden. Auf den folgenden Seiten finden Sie einige Beispiele mit Antworten von Dr. Reining.

Häufige Fragen

Häufige Fragen von Schmerzpatienten

Frage: Ich nehme seit zwei Wochen NSAR wegen Arthroseschmerzen. Der Schmerz hat sich gebessert, aber seit drei Tagen habe ich Magenschmerzen. Soll ich das Medikament absetzen oder soll ich ein anderes Medikament nehmen?

Antwort
Wir wissen, dass NSAR Magenschleimhautentzündungen und Magengeschwüre machen können. Wenn die Schmerzen durch NSAR gelindert werden, müssen Sie sich mit Ihrem Arzt besprechen. Sie sollten ein Präparat einnehmen, das Ihren Magen schützt, z. B. und beobachten, ob sich Ihre Magenbeschwerden bessern. Ihr Arzt sollte die Magenprobleme möglicherweise durch eine Magenspiegelung abklären lassen. Sie sollten wissen, dass ein Ulkus nicht immer Schmerzen bereitet.

Frage: Ich nehme seit längerem ein Opioid. Darf ich noch Auto fahren?

Antwort
Grundsätzlich dürfen Sie Auto fahren, wenn Ihre Reaktionsfähigkeit unverändert ist. Wenn Zweifel bestehen, gehen Sie zum Ihrem Arzt und lassen Sie Ihre Reaktionsfähigkeit und Koordination prüfen. Dafür gibt es einfache Tests.

Frage: Ich nehme noch Ergotamine gegen meine Migräne. Mein Arzt rät mir, auf Triptane umzustellen. Was muss ich beachten?

Antwort
Ergotamine und Triptane sind Medikamente zur Behandlung des akuten Anfalls. Grundsätzlich dürfen Sie Ergotamine und Triptane nicht zusammen einnehmen. Wenn Sie ein Ergotamin wegen eines Migräneanfalls eingenommen haben, dann sollten Sie einen Sicherheitsabstand von 3–4 Tagen einhalten, bevor Sie ein Triptan gegen einen erneuten Migräneanfall einnehmen. Eine Umstellung von Ergotaminen auf Triptane ist zu empfehlen, da man grundsätzlich ergotaminhaltige Präparate nicht mehr verwenden sollte.

Frage: Sind Opiate nicht Medikamente, die man nur Schwerstkranken und Sterbenden gibt?

Antwort
Nein, Opiate sind bei allen schweren Schmerzzuständen indiziert, sowohl bei akuten als auch bei chronischen. Die Schmerzstärke ist ausschlaggebend und nicht die Art der Erkrankung. Die Vorstellung, dass stark wirksame Schmerzmittel auch extrem hohe Nebenwirkungen haben, ist falsch. Es gibt kaum ein Medikament mit geringerer Organtoxizität als ein Opiat.

Häufige Fragen

Falls alle Schmerzmittel, die man frei kaufen kann, haben eine höhere Nebenwirkungsrate als die Opiate. Die lästigste Nebenwirkung ist die Verstopfung, die man aber sachgerecht behandelt, schnell beheben kann.

Frage: Ich habe plötzlich einschießende Kreuzschmerzen und kann mich kaum bewegen. Was soll ich tun?

Antwort
Der Schmerz wird sich zunächst bessern, wenn Sie sich ruhig verhalten. Sie sollte aber nicht längere Zeit im Bett liegen, sondern nur stundenweise, am besten mit Stufenlagerung der Beine. Das bringt eine gute Entlastung und bessert den Schmerz.

Frage: Ich arbeite am Computer und habe häufig Nackenschmerzen. Kann ich die Nackenschmerzen auch ohne Medikamente behandeln?

Antwort
Bei derartigen Beschwerden helfen isometrische Übungen gut. Also verschränken Sie Ihre Hände hinter dem Kopf und drücken Sie den Kopf leicht gegen die Hände. Das kann schnell Entlastung bringen. Seien Sie vorsichtig vor lieben Kollegen, die Sie gleich »einrenken« wollen! Da geht oft mehr kaputt. Langfristig sollten Sie dafür sorgen, dass Ihr Arbeitsplatz nach ergonomischen Kriterien eingerichtet wird, damit die Ursache der Beschwerden beseitigt wird.

Frage: Ich hatte vor 3 Monaten eine Gürtelrose und leide jetzt unter heftigen Schmerzen. Mein Arzt hat mir ein Morphiumpräparat verschrieben. Trotzdem bin ich nicht schmerzfrei. Gibt es noch andere Methoden zur Schmerzlinderung?

Antwort
Sie haben eine Post-Zoster-Neuralgie entwickelt. Neben Opiaten ist die Spinalganglionblockade eine weitere Möglichkeit, die Beschwerden zu lindern. Der Schmerzeinstrom wird durchbrochen und die Schmerzlinderung hält länger an als Wirkung des Medikaments (ca. 24 Stunden).

Eine weitere Möglichkeit ist SCS: Man legt im Rahmen eines neurochirurgischen Eingriffs am Rückenmark Elektroden auf, die mit einem Generator verbunden sind. Dann werden Impulse gesetzt, welche die Schmerzreize blockieren. Der Patient kann die Impulse mit einem Gerät selbst kontrollieren. Das Gerät kann er mit nach Hause nehmen. SCS ist eine Alternative zur Opiatpumpe, allerdings muss von einem erfahrenem Neurochirurgen genau abgeklärt werden, ob die Methode für den Patienten sinnvoll ist.

Häufige Fragen

Frage: Ich wurde vor zwei Monaten an der Bandscheibe operiert. Erst war der Schmerz gebessert, dann hat er sich wieder verschlimmert und ist inzwischen unerträglich geworden. Laut Ärzten liegt kein neuer Bandscheibenvorfall vor und ich sollte eigentlich keine Schmerzen mehr haben. Was ist passiert, wie werde ich die Schmerzen wieder los?

Antwort
Was Sie beschreiben, ist gar nicht so selten. Wenn die Bandscheibe entfernt wird, ist zunächst die Belastung vom Nerven weg. Nach Wochen kann es passieren, dass es zu einer Wucherung kommt, die wiederum die Nerven einengt. Dies ist eine häufige Ursache des sogenannten »failed back pain«. Das ist nicht die Schuld des Chirurgen! Körpereigene Prozesse, vor allem solche der Wundheilung, spielen dabei eine Rolle. Zunächst sollte versucht werden, konservativ mit Krankengymnastik und Schmerztherapie die Situation zu bessern. Ich würde nur im äußersten Fall operieren.

Frage: Machen Opioide süchtig?

Antwort
Opioide, die zur Behandlung von Schmerzen eingesetzt werden, machen nicht süchtig. Seien Sie unbesorgt, Sie entwickeln davon keine psychische Abhängigkeit. Es treten auch keine körperlichen Entzugserscheinungen auf, wenn die Medikamente schrittweise abgesetzt werden.

Frage: Was kann man tun, um Schmerzen im Alter vorzubeugen?

Antwort
Häufig sind Schmerzen im Alter auf Degenerationen des Bewegungsapparates zurückzuführen. Bleiben Sie körperlich aktiv. Dadurch stärken Sie Muskeln und Knochen, und achten Sie auf Ihr Gewicht. Übergewicht, das die Gelenke unnötig belastet, sollten Sie abbauen.

Frage: Kann man Osteoporose vorbeugen?

Antwort
Der Entwicklung einer Osteoporose kann man vorbeugen durch Bewegung und Ernährung. Wer sich schon in jungen Jahren ausreichend bewegt, baut Knochenmasse auf, und Sie legen sich ein »Kapital« zu. Im Alter können Sie das gut brauchen, wenn die Knochenmasse abnimmt. Zu einer knochenbewussten Ernährung zählen wenig Fleisch, wenig Fett, viel Gemüse, Obst und viel Milchprodukte. Meiden Sie »Knochenräuber« wie das Rauchen, große Mengen Kaffee und Alkohol. Durch sie wird über die Niere verstärkt Kalzium ausgeschieden. Gehen Sie auch in den kalten Jahreszeiten ins Freie, damit Sie ausreichend Sonnenlicht abbekommen. Nur so kann Ihr Körper genug Vitamin D produzieren, das für die Aufnahme von Kalzium und damit für einen gesunden Knochenstoffwechsel gebraucht wird.

Ihre Rechte als Schmerzpatient

Jeder Mensch mit Schmerzen hat das Recht auf eine angemessene Schmerztherapie und jeder Arzt, der keine vernünftige Schmerztherapie leistet, begeht Körperverletzung. Bestehen Sie auf Ihrem Recht und lassen Sie sich nicht abspeisen mit Worten wie »da kann man nichts machen«. Es gibt genügend Therapiemöglichkeiten, die sinnvoll kombiniert eingesetzt, zumindest eine Schmerzlinderung bringen, so dass das Leben wieder lebenswert wird. Bleiben Sie hartnäckig!

Lassen Sie sich nicht von Ihrem Arzt oder Ihrer Krankenkasse mit dem Hinweis auf die Kosten der Behandlung und das Budget dazu überreden, auf eine sinnvolle Therapie zu verzichten. Ihr Problem ist der Schmerz, und Sie haben das Recht auf eine Schmerzlinderung durch eine adäquate Schmerztherapie.

Schmerzpatienten sind immer gut beraten, wenn sie Kontakt mit Selbsthilfegruppen aufnehmen. Über Selbsthilfegruppen erhalten Sie auch Adressen von erfahrenen Schmerztherapeuten in Ihrer Nähe, außerdem Hilfe, wenn es um Konflikte mit der Krankenkasse, Rentenanträge o.ä. geht. Nützliche Adressen von Anlaufstellen finden Sie auf S. 191.

Beratungsstellen. Wenn Sie eine Berufsunfähigkeitsrente oder Frühberentung beantragen wollen, dann können Sie sich auch an den Sozialverband VdK Deutschland e.V. wenden. Der Sozialverband VdK vertritt die gesellschaftlichen, politischen und rechtlichen Interessen seiner Mitglieder gegenüber dem Staat und der Regierung. In jedem Bundesland hat der VdK Rechtsberatungsstellen. Dort beraten und vertreten Juristen und Prozessbevollmächtigte die Mitglieder in allen sozialrechtlichen Angelegenheiten (z. B. Renten- und Schwerbehindertenrecht, Pflegeversicherung, Soziales Entschädigungsrecht, Krankenversicherung, Patientenschutz). Die Patientenberatungsstellen des Sozialverbandes VdK informieren, beraten und klären Sie auf über Patientenrechte, Leistungen und Anbieter.

Bei Fragen zu Rentenansprüchen sind Sie auch gut beraten, wenn Sie sich einen Anwalt suchen, der auf Sozialrecht spezialisiert ist.

Sozialverband VdK Deutschland e.V.
Wurzerstraße 4a
53175 Bonn
Tel. : 0228/8209300
Internet: www.vdk.de

Nicht medikamentöse Schmerztherapie

Nur wer seine Rechte als Patient kennt, kann sie auch nutzen. Auf Initiative des Bundesministeriums der Justiz und des Bundesministeriums für Gesundheit unter Leitung des Bundesgerichtshofes wurde für Deutschland eine Charta der Patientenrechte erarbeitet. Im Folgenden wird kurz wiedergegeben, was im Abschnitt »das Behandlungsverhältnis« steht und wie die Schadensersatzregelung aussieht.

Patientenverfügung. Mittels einer Patientenverfügung können Sie im Voraus festlegen, ob und wie Sie in bestimmten Situationen behandelt werden wollen, wenn Sie nicht mehr selbst entscheiden können. Es gibt keine bestimmte Formvorschrift, es empfiehlt sich aber, die Patientenverfügung schriftlich niederzulegen. Die Patientenverfügung sollten Sie immer an einem bestimmten Ort aufbewahren und ihre Betreuer, Bevollmächtigten und Ihren Arzt darüber informieren. Es empfiehlt sich, dass Sie einen Hinweis auf die Patientenverfügung in der Brieftasche mit sich tragen. Bei Aufnahme ins Krankenhaus oder Pflegeheim sollten Sie auf Ihre Patientenverfügung hinweisen. Der Arzt ist verpflichtet, sich an die Patientenverfügung zu halten. Wenn er den dort geäußerten Willen des Patienten missachtet, kann er sich der Körperverletzung strafbar machen.

Bevor Sie eine Patientenverfügung abfassen, sollten Sie sich von Ihrem Arzt beraten lassen. Sie sollten darauf achten, möglichst konkret Ihre Behandlungswünsche darzustellen. Benutzen Sie keine Begriffe wie »Apparatemedizin« oder »unwürdiges Leiden«. Jemand, der Sie nicht kennt, kann nicht wissen, was Sie mit Apparatemedizin verbinden und wann für Sie unwürdiges Leiden beginnt. Es gibt viele verschiedene Muster für Patientenverfügungen. Eine Liste von Formulierungsvorschlägen hat das Zentrum für medizinische Ethik in Bochum zusammengestellt unter www.medizinethik.de/verfuegungen.htm. Muster von Vorsorgevollmachten, Patienten- und Betreuungsverfügungen finden Sie auch unter www.vdk.de unter der Rubrik Patientenberatung.

> **WISSEN**
>
> ### Die Patientenrechte auf einen Blick
>
> - Der Patient kann den Arzt und das Krankenhaus grundsätzlich frei wählen und wechseln. Er kann auch den Rat eines zweiten Arztes einholen.
> - Die ärztliche Behandlung muss sorgfältig nach den anerkannten Regeln der ärztlichen Kunst erfolgen. Eingesetzte Arzneimittel müssen die gesetz-

lich vorgeschriebenen Qualitäts- und Sicherheitsanforderungen erfüllen.
- Der Patient kann selbst bestimmen, ob und in welchem Umfang er behandelt wird – unabhängig davon, ob er sich damit selber schadet. Erfolgt ein Eingriff, muss eine entsprechende Einwilligung des Patienten vorliegen.
- Zwar sind lebensverkürzende Maßnahmen verboten, doch können Patienten lebenserhaltende oder -verlängernde Maßnahmen ablehnen. Eine solche Entscheidung kann bereits im Voraus im Rahmen einer Patientenverfügung erfolgen.
- Der Arzt muss den Patienten rechtzeitig vor der Behandlung und grundsätzlich in einem persönlichen Gespräch über Art und Umfang der Maßnahmen und der damit verbundenen gesundheitliche Risiken aufklären.
- Bei Behandlungen, deren Wirksamkeit und Sicherheit wissenschaftlich noch nicht abgesichert ist, muss der Patient umfassend über die Durchführungsbedingungen, über Nutzen und Risiken sowie über Behandlungsalternativen aufgeklärt werden. Er hat das Recht, eine Versuchsbehandlung abzulehnen, ohne dass ihm daraus Nachteile bei der medizinischen Versorgung erwachsen.
- Die wichtigsten diagnostischen und therapeutischen Maßnahmen und Verlaufsdaten müssen dokumentiert werden.
- Der Patient oder eine von ihm beauftragte Person seines Vertrauens kann grundsätzlich alle Unterlagen einsehen und Kopien erstellen. Ausgenommen hiervon sind Aufzeichnungen mit subjektiven Einschätzungen und Eindrücken des Arztes.
- Informationen über einen Patienten dürfen von Ärzten, Pflegepersonal, Krankenhäusern und Krankenversicherern an niemanden ohne Einwilligung des Betroffenen herausgegeben werden.
- Sollte es zu Fehldiagnosen und Behandlungsfehlern kommen, stehen dem Patienten Schadensersatz- und Schmerzensgeldansprüche zu.
- Mit Beschwerden kann sich der Patient an die Ärzte- oder Zahnärztekammern, Krankenkassen oder an freie Patientenberatungs- und Patientenbeschwerdestellen, Verbraucherzentralen und Selbsthilfeorganisationen wenden.
- Streitfälle können vor den von Ärzte- und Zahnärztekammern eingerichteten Gutachter- und Schlichtungsstellen außergerichtlich beigelegt werden. Auf Wunsch des Versicherten beraten und unterstützen die gesetzlichen Krankenkassen kostenlos ihre Versicherten bei der Durchsetzung möglicher Schadensersatzansprüche.
- Informationen von Patientenberatungs- und Patientenbeschwerdestellen und die Geltendmachung von Ansprüchen bei den Gutachter- und Schlichtungsstellen sind regelmäßig kostenlos. Bei einer rechtsanwaltlichen Beratung oder gerichtlichen Geltendmachung von Ansprüchen entstehen jedoch Kosten.

Adressen und Anlaufstellen

Immer mehr Patienten sind auf der Suche nach geeigneten Anlaufstellen, bei denen sie die benötigte Unterstützung erhalten können. Neben den großen, überregionalen Gesellschaften gibt es auch eine ganze Reihe von Schmerzambulanzen, von denen sich sicher auch eine in Ihrer Nähe befindet.

Überregionale Organisationen

Deutsche Schmerzliga e.V.
Die Deutsche Schmerzliga e.V., die Organisation für Patienten mit chronischen Schmerzen, wurde von Patienten und Ärzten im Jahr 1990 als gemeinnütziger Verein gegründet. Ihr Ziel ist es, die Lebensqualität von Menschen mit chronischen Schmerzen zu verbessern. Ihre Aufgaben sind:
- Vermittlung von Informationen über die Möglichkeiten der modernen Schmerztherapie und spezialisierte Einrichtungen
- Eintreten für das Recht der Patienten auf eine kompetente Behandlung (Sowohl bei den politisch Verantwortlichen als auch in der Öffentlichkeit wirbt die Deutsche Schmerzliga e.V. um Verständnis für die Probleme von Menschen mit chronischen Schmerzen)
- Förderung regionaler Selbsthilfegruppen (Unterstützung bei der Gruppengründung und bei Informationsveranstaltungen

Seit 1997 steht die Internistin und Fernsehmoderatorin Dr. med. Marianne Koch als Präsidentin an der Spitze des Vorstands.

Die Deutsche Schmerzliga hat zurzeit 4.500 Mitglieder. Mehr als 100 regionale Selbsthilfegruppen haben sich unter ihrem Dach zusammengeschlossen.

Überregionale Organisationen | Adressen und Anlaufstellen

WICHTIG

Die Leistungen der DSL:

- zuhören – verstehen – helfen (Schmerztelefon – werktags 9–12 Uhr, Tel. 0700/375 375 375)
- Vermittlung von Schmerztherapeuten und regionalen Selbsthilfegruppen (Bearbeitungsgebühr 5 Euro für Nichtmitglieder)
- Internet-Website mit Diskussionsforum
- Kooperation mit der ärztlichen Partnerorganisation »Deutsche Gesellschaft für Schmerztherapie e.V.«
- Informationsveranstaltungen in der Region
- Interessensvertretung chronisch Schmerzkranker in Öffentlichkeit und Politik

Spezielle kostenlose Leistungen für Mitglieder der Deutschen Schmerzliga

- Vermittlung von Schmerztherapeuten und regionalen Selbsthilfegruppen
- persönliche telefonische Arztberatung zweimal wöchentlich (durch Dr. Robert Reining)
- persönliche juristische Beratung
- Vermittlung von schmerztherapeutischen Gutachtern
- Zeitschrift NOVA
- Hilfe bei der Gründung und Förderung von DSL-Selbsthilfegruppen

Kontaktadresse:
Deutsche Schmerzliga e.V.
Adenauerallee 18
61440 Oberursel
Tel.: 0700–375 375 375
(werktags 9–12 Uhr)
Fax: 0700–375 375 38
E-Mail: info@schmerzliga.de
Internet: www.schmerzliga.de

Deutsche Gesellschaft zum Studium des Schmerzes für Deutschland, Österreich und die Schweiz
Im Neuenheimer Feld 326
69120 Heidelberg
Tel.: 06221/56 40 50

DGS (Deutsche Gesellschaft für Schmerztherapie)
Adenauerallee 18
61440 Oberursel
Tel.: 06171/28 60 21

Adressen und Anlaufstellen

Schmerzambulanzen

Bei schmerztherapeutischen Problemen können Sie sich an Schmerzambulanzen wenden, die Sie auch in Ihrer Nähe finden. Im Folgenden sind Schmerzambulanzen (nach Postleitzahlen sortiert) aufgelistet, die regelmäßig interdisziplinäre Schmerzkonferenzen abhalten. Als Patient können Sie auch Ihren Arzt darauf hinweisen, dass er dort eine Problemsituation vorstellen kann, wenn er nicht weiterweiß.

01129 Dresden
Regionales Schmerzzentrum
DGS, Dr. E. Weller
Krankenhaus DD –
Neustadt, Industriestr. 35,
01129 Dresden

01705 Freital
Krankenhaus Freital
Dr. Käßner
Bürgerstr. 7, 01705 Freital

01731 Kreischa
Bavaria Klinik
Dr. Rolf Käßner
An der Wolfsschlucht 1 12,
01731 Kreischa

03238 Finsterwalde
Schmerzambulanz am
Elbe-Elster-Klinikum,
KKH Finsterwalde
Dr. K. Suhr
Kirchhainer Str. 42,
03238 Finsterwalde

04105 Leipzig
Regionales Schmerzzentrum
DGS Leipzig, Dr. W. Schulze
AOK-Gebäude Leipzig
Tschaikowskistr. 2,
04105 Leipzig

06097 Halle
Martin-Luther-Universität
Halle
Prof. Grond
Ernst-Grube-Str. 40,
06097 Halle

06120 Halle
Regionales Schmerzzentrum
DGS Halle
l. Fischer, Dr. L. Hanf
Fischerstecherstr. 29,
06120 Halle

06484 Quedlinburg
Regionales Schmerzzentrum
DGS Halberstadt
Dipl.-Med. M. Golla
Ditfurter Weg 24,
06484 Quedlinburg

07639 Bad Klosterlausnitz
ALGOS-Schmerzkonferenz
Ostthüringen, Dr. I. Palutke
ALGOS-Fachklinik
H.-Sachse-Str. 36,
07639 Bad Klosterlausnitz

07973 Greiz
Regionales Schmerzzentrum
DGS Greiz/Vogtland,
Dr. U. Reuter
Klinik ProLeben
Gartenweg 5–6, 07973 Greiz

08056 Zwickau
Regionales Schmerzzentrum
DGS Zwickau
Dr. J. Malchow
Schumannplatz 5–7,
08056 Zwickau

09034 Chemnitz
DRK-Krankenhaus
Chemnitz-Rabenstein
Dr. U. Richter
Unritzstr. 23,
09034 Chemnitz

Schmerzambulanzen — Adressen und Anlaufstellen

10409 Berlin
Regionales Schmerzzentrum
DGS Berlin Prenzlauer Berg
Dr. K. Hermanns
Ostseestr. 107, 10409 Berlin

12200 Berlin
Schmerzkonferenz
Campus Benjamin Franklin
der Charité-Universitäts-
medizin Berlin
Hindenburgdamm 30,
12200 Berlin

12621 Berlin
Regionales Schmerzzentrum
DGS Berlin-Hellersdorf.
Prof.Dr. H.-D. Stober
Interdisziplinäres Schmerz-
forum Berlin
Myslowitzer Str. 45,
12621 Berlin

13349 Berlin
Regionales Schmerzzentrum
DGS Berlin-Wedding
Dr. A. Ernst
Müllerstr. 56–58,
13349 Berlin

13353 Berlin
Charite-Virchow Klinikum,
Klinik f. Anästhesiologie/
Schmerzambulanz
Dr. H. Hagmeister
Augustenburger Platz 1,
13353 Berlin

14089 Berlin
GK Havelhöhe
Prof. Dr. H.-C. Müller-Busch
Kladower Damm 221,
14089 Berlin

14471 Potsdam
Regionales Schmerzzentrum
DGS Potsdam
Dr. V. Borak
Zeppelinstr. 2,
14471 Potsdam

15890 Eisenhüttenstadt
Regionales Schmerzzentrum
DGS Eisenhüttenstadt
Dr. U. Böhme
Beeskower Str. 210,
15890 Eisenhüttenstadt

16321 Bernau
Regionales Schmerzzentrum
DGS Bernau, Dr. G. Tontschev
Ev. Freikirchl. Krankenhaus
u. Herzzentrum Bernau
Ladeburger Str. 17,
16321 Bernau

17034 Neubrandenburg
Schmerzkonferenz
Dr. P. Krempien
Ihlenfelder Str. 5,
17034 Neubrandenburg

17489 Greifswald
Regionales Schmerzzentrum
DGS Greifswald
Prof. Dr. K. Borchert
Pappelallee 1,
17489 Greifswald

18055 Rostock
Regionales Schmerzzentrum
DGS Rostock
Dr. F. Bartel, Dr. J. Zunft
Koßfelderstr. 15,
18055 Rostock

20095 Hamburg
Regionales Schmerzzentrum
DGS Hamburg
Dr. D. Jungck
Jakobikirchhof. 9,
20095 Hamburg

22527 Hamburg
Schmerzambulanz Alten
Eichen
Dr. M. Falckenberg
Wördemannsweg 23,
22527 Hamburg

23552 Lübeck
Gemeinschaftspraxis
S. Preuss/Dr. D. Kissinger-
Moritz in Kooperation mit
Schmerzambulanz der Univ.
Schleswig-Holstein
Fegefeuer 12, 23552 Lübeck

23966 Wismar
Regionales Schmerzzentrum
DGS Wismar
Dr. T. Krohn
Lübsche Straße 148,
23966 Wismar

24149 Kiel
Regionales Schmerzzentrum
DGS Kiel, Prof. Dr. H. Göbel
Schmerzklinik Kiel
Heikendorfer Weg 9–27,
24149 Kiel

25337 Elmshorn
Klinikum Elmshorn
Dr. U. Ellerbrock
Agnes-Karll-Allee,
25337 Elmshorn

26125 Oldenburg
Schmerzkonferenz
Dr. M. Eilers
Langenweg 121,
26125 Oldenburg

Adressen und Anlaufstellen

26382 Wilhelmshaven
Regionales Schmerzzentrum
DGS Wilhelmshaven
E. Neumann
Peterstr. 44,
26382 Wilhelmshaven

26721 Emden
Regionales Schmerzzentrum
DGS Emden, Dr. Z. Attar
Schmerzkonferenz
Ostfriesland
Steinweg 21, 26721 Emden

26789 Leer
Regionales Schmerzzentrum
DGS Leer
Schmerzpraxis Leer,
M. Brons
Wieringastr. 3, 26789 Leer

27568 Bremerhaven
Schmerztherapie-Zentrum
Unterweser
Wienerstr. 1,
27568 Bremerhaven

28205 Bremen
Klinikum Bremen Mitte
Dr. Meyer
St.-Jürgen-Str. 1,
28205 Bremen

28329 Bremen
Regionales Schmerzzentrum
DGS Bremen
Dr. H. Kayser
Sonneberger Str. 6,
28329 Bremen

29221 Celle
Regionales Schmerzzentrum
DGS Celle
Dr. A. Delbrück-Schneider
Fuhsestr. 36, 29221 Celle

30167 Hannover
Regionales Schmerzzentrum
DGS Hannover, Dr. R. Tamm
Qualitätszirkel Schmerz-
therapie AK u. KV
Niedersachsen
Bodestr. 6, 30167 Hannover

32049 Herford
Regionales Schmerzzentrum
DGS Herford, Praxisklinik
Dr. D. Buschmann,
Dr. E. von Glinski
Hansastr. 26, 32049 Herford

32839 Steinheim
Schmerzkonferenz
Dr. T. Svoboda
Nieheimer Str.34,
32839 Steinheim

33175 Bad Lippspringe
Regionales Schmerzzentrum
DGS Bad Lippspringe
Prof. Dr. P. Lotz
Detmolder Str. 127,
33175 Bad Lippspringe

33602 Bielefeld
Regionales Schmerzzentrum
DGS Bielefeld
Dr. A. Krau
Ritterstr. 1–3,
33602 Bielefeld

33617 Bielefeld
Schmerzambulanz, Kranken-
anstalten Gilead gGmbH
Dr.H.-J. Flender
Burgsteig 4, 33617 Bielefeld

34121 Kassel
Burgfeld-Klinik
Schmerzambulanz
Wigandstr. 6–8,
34131 Kassel

34131 Kassel
Dr. Böhme, Dr. Falk,
J. Fröhlich
Burgfeldkrankenhaus
Wiegandstr. 6–8,
34131 Kassel

35041 Marburg
Regionales Schmerzzentrum
DGS Marburg/Stadtallendorf
Dr. W. Hofmann,
Dr. B. Marcovici
Hebronberg 2,
35041 Marburg

35392 Gießen
Regionales Schmerzzentrum
DGS Gießen
Dr. W. Hoerster
Wilhelmstr. 14,
35392 Gießen

35415 Pohlheim
Schmerzkonferenz
Dr. E. Pinkowski
Am Kesslersgarten 11,
35415 Pohlheim

36037 Fulda
Regionales Schmerzzentrum
DGS Fulda, W. Herke
Klinikum Fulda
Pacelliallee 4, 36043 Fulda
(Räume des ärztlichen
Notfalls)

36304 Alsfeld
Regionales Schmerzzentrum
DGS Alsfeld, Dr. Pfann
Kreiskrankenhaus Alsfeld
Schwabenröder Str. 81,
36304 Alsfeld

Schmerzambulanzen Adressen und Anlaufstellen

36433 Bad Salzungen
Regionales Schmerzzentrum
DGS Bad Salzungen, Dr. J.
Barthels
Klinikum Bad Salzungen
gGmbH, Schmerzambulanz
Lindigallee 3,
36433 Bad Salzungen

37075 Göttingen
Klinikum der Georg-August-
Universität Göttingen
Prof. Dr. Hildebrandt,
Holthusen, Dr. Strube
Robert-Koch-Str. 40,
37075 Göttingen

37085 Göttingen
Schmerzkonferenz
Dr. Nguyen
Friedländerweg 51,
37085 Göttingen

37242 Bad Soden-Allendorf
Interdisziplinäre Qualitäts-
kontrolle
Wahlhäuser Str. 13,
37242 Bad Soden-Allendorf

38486 Klötze
Regionales Schmerzzentrum
DGS Klötze
Dipl.- Med. B. Hesse
Wallstr. 3b,
38486 Klötze

38640 Goslar
Regionales Schmerzzentrum
DGS Goslar
Dr. W. Prietz/Dr. Gloeckner
Wachtelpforte 21,
38640 Goslar

39116 Magdeburg
Regionales Schmerzzentrum
DGS Magdeburg
Dr. O. Günther
Kroatenweg 72,
39116 Magdeburg

40255 Düsseldorf
Universitätsklinikum
Düsseldorf
Dr. W. Dinter
Moorenstr. 5,
40255 Düsseldorf

40489 Düsseldorf
Regionales Schmerzzentrum
DGS Düsseldorf,
PD Dr. M.V. Fischer
Kaiserwerther Diakonie
Kreuzbergstr. 79,
40489 Düsseldorf

42105 Wuppertal
Regionales Schmerzzentrum
DGS Wuppertal
Dr. A. Stoenescu, im Wechsel
mit Dr. Krischnak
Rommelspütt 9,
42105 Wuppertal

42105 Wuppertal
Schmerzkonferenz
Dr. Th. Cegla
in Kooperation mit
Dr. Krischnak, Dr. Rudlof,
Prof. Dr. Kadon
Bergstr. 6–12,
42105 Wuppertal

42283 Wuppertal
Schmerzambulanz-Klinik
Wuppertal
Dr. G. Krischnak, im Wechsel
mit Dr. Stoenescu
Heusnerstr. 40,
42283 Wuppertal

42781 Haan
Regionales Schmerzzentrum
DGS Haan, Dr. P. Rensmann
St. Josef-Krankenhaus, in
den Räumen der
Physiotherapie
Robert-Koch-Straße 16,
42781 Haan

42897 Remscheid
Regionales Schmerzzentrum
DGS Remscheid
Sana-Klinikum Remscheid,
Dr. U. Junker
Hans-Potyka-Str. 28,
42897 Remscheid

44139 Dortmund
Regionales Schmerzzentrum
DGS Dortmund
Dr. Finkelstein-Conea
Wittekindstr. 105,
44139 Dortmund

44534 Lünen
Regionales Schmerzzentrum
DGS Lünen, Dr. A. Lux
St. Marienhospital/Schmerz-
therapeutisches Zentrum
Altstadt 23, 44534 Lünen

44625 Herne
Marien-Hospital Herne
Schmerzambulanz,
Dr. Münker
in Kooperation mit GKH
Herdecke, Dr. Konior,
Dr. Balzat
Hölkeskampring 40,
44625 Herne

45355 Essen
Interdisziplinäre offene
Schmerzkonferenz Essen
Dr. Preuße
Hulsmannstr. 6, 45355 Essen

Adressen und Anlaufstellen

45468 Mülheim an der Ruhr
Arbeitsgemeinschaft
Schmerztherapie
Mülheim/Oberhausen
Drs. Krizanits/Petracic/
Gresser
Wertgasse 30,
45468 Mülheim an der Ruhr

45899 Gelsenkirchen
St. Josef-Hospital
Gelsenkirchen
Dr. R. Wendland
Rudolf-Bertram-Platz 1,
45899 Gelsenkirchen

46395 Bocholt
Regionales Schmerzzentrum
DGS Bocholt
Dr. K. Salem, Dr. U. Bickel
Kreuzstr. 16, 46395 Bocholt

46539 Dinslaken
Regionales Schmerzzentrum
DGS Dinslaken
Dr. S. Minko/E. Heuser-
Grannemann
Marschallstr. 13,
46539 Dinslaken

47169 Duisburg
Regionales Schmerzzentrum
DGS Duisburg/Duisburger
Schmerzkonferenz
Ev. Johaniter Krankenhaus
Duisburg Nord, Neuroch.
Sekretariat Dr. Kremer
Fahner Str. 133,
47169 Duisburg
(Anmeldung)

47608 Geldern
Regionales Schmerzzentrum
DGS Geldern/Kreis Kleve
Dr. A. Hein/Dr. J. Horlemann
Clemensstr. 2,
47608 Geldern

47803 Krefeld
Schmerzkonferenz
Reha – Hoever, Dr. A. Refisch
Geldernsche Str. 183–187,
47803 Krefeld

47805 Krefeld
Niederrheinisches Schmerz-
forum Krefeld
Klinikum Krefeld, Prof.
Dr. H. Harke
Lutherplatz 40,
47805 Krefeld

48149 Münster
Uni-Klinik Münster
PD Ingrid Gralow
Albert-Schweitzer-Str. 33,
48149 Münster

49076 Osnabrück
Regionales Schmerzzentrum
DGS Osnabrück
Dr. T. Eberbach/
Dr. I. Steigertahl-Liu
Friedrichstr. 20,
49076 Osnabrück

50672 Köln
Regionales Schmerzzentrum
DGS Köln
Dr. F. Fischer/Dr. D. Jankovic
Benesisstr. 24–36,
50672 Köln

50735 Köln
Regionales Schmerzzentrum
DGS Köln Nord
Dr. K. Strick im Wechsel mit
Dr. W. Schlief
Feldgärtenstr. 97, 50735 Köln

50767 Köln
Regionales Schmerzzentrum
DGS Köln-Nord
Dr. W. Schlief im Wechsel
mit Dr. K. Strick
Marienberger Weg 17 A,
50767 Köln

50996 Köln
Regionales Schmerzzentrum
DGS Köln-Süd
Dr. D. Akbarpour/
Dr. A. Seeliger
Schillingsrotter Str. 39–41,
50996 Köln

52062 Aachen
Regionales Schmerzzentrum
DGS Aachen
Bernd Heinrichs
Theaterstr. 50–52,
52062 Aachen

53111 Bonn
Regionales Schmerzzentrum
DGS Bonn, Dr.Hüneburg,
Prof. Biniek/Klaschik
Rheinische Landesklinik
Kaiser-Karl-Ring 20,
53111 Bonn

54290 Trier
Regionales Schmerzzentrum
DGS Trier
Dr. A. Ensgraber
Kochstr. 13, 54290 Trier

Schmerzambulanzen — Adressen und Anlaufstellen

55124 Mainz
O. Löwenstein
Isaac-Fulda-Allee 14,
55124 Mainz

55131 Mainz
DRK-Schmerzzentrum
Mainz
Auf der Steig 14–16,
55131 Mainz

56068 Koblenz
Regionales Schmerzzentrum
DGS Koblenz
Dr. B. Kügelgen
Emil-Schüller-Str. 23–29,
56068 Koblenz

56073 Koblenz
Schmerzkonferenz
Städtisches Klinikum
Kemperhof Koblenz
Koblenzer Str. 115–155,
56073 Koblenz

57319 Bad Berleburg
Regionales Schmerzzentrum
DGS Bad Berleburg
Dr. J. Rychlewski,
Dipl.-Med. M. Rychlewski,
Odeborn-Klinik
Hinterm Schloßpark 11,
57319 Bad Berleburg
(Seminarraum)

58097 Hagen
Kath. Krankenhaus Hagen –
St.-Josef-Hospital,
Dr. H. Konder
Offene interdisziplinäre
Schmerzkonferenz
Dreieckstr. 17, 58097 Hagen

58515 Lüdenscheid
Regionales Schmerzzentrum
DGS Lüdenscheid
Sportkrankenhaus Hellersen,
Dr. R. Spintge
Paulmannshöher Str. 17,
58515 Lüdenscheid

58642 Iserlohn
Regionales Schmerzzentrum
DGS Iserlohn, Dr. G. Schütze
Marienhospital Letmathe
Hagener Straße 121,
58642 Iserlohn

59555 Lippstadt
Regionales Schmerzzentrum
DGS Lippstadt
Dr. Liarou-Pashalidou
Blumenstr. 3,
59555 Lippstadt

60311 Frankfurt
Regionales Schmerzzentrum
DGS Frankfurt am Main
Schmerzzentrum Frankfurt,
Dr. Th. Flöter
Roßmarkt 23,
60311 Frankfurt am Main

60528 Frankfurt
Frankfurter Schmerz-
konferenz, Neuromedizin.
Institut e.V.
Dr. M. Gross
Niederräder Landstr. 54,
60528 Frankfurt am Main

63322 Rödermark
Regionales Schmerzzentrum
DGS Rödermark
K. Varde
Breidertring 104,
63322 Rödermark

63688 Gedern
Regionales Schmerzzentrum
DGS Schotten (Gedern)
Dr. V. Rippin
Frankfurter Str. 1,
63688 Gedern

65189 Wiesbaden
Schmerzkonferenz
Dr. C. Riemasch-Becker
Parkstr. 25,
65189 Wiesbaden

65191 Wiesbaden
Deutsche Klinik für
Diagnostik GmbH
Dr. U. Drechsel/Dr. T. Nolte
Aukammallee 33,
65191 Wiesbaden

65589 Hadamar
Regionales Schmerzzentrum
DGS Hadamar,
Dr. P. Schermuly
St. Anna Krankenhaus
Nonnengasse 19,
65589 Hadamar

66424 Homburg
Saarl. Schmerzkonferenz
(SSK)
Dr. H.-J. Lang
Berlinerstr. 104,
66424 Homburg/Saar

67069 Ludwigshafen
Regionales Schmerzzentrum
DGS Ludwigshafen/Speyer,
Dr. O. Emrich
Schmerzkonferenz
Ludwigshafen/Speyer
Rosenthalstr. 17,
67069 Ludwigshafen

Adressen und Anlaufstellen

67346 Speyer
Diakonissenkrankenhaus Speyer
Dr. L. Klimpel
Hilgardstr. 26, 67346 Speyer

67550 Worms
Regionales Schmerzzentrum DGS Worms/Alzey,
Dr. U. Meckbach
Stadtkrankenhaus Worms
Gabriel-von-Seidl-Str. 81,
67550 Worms

68161 Mannheim
Schmerzkonferenz
Dr. S. Schramm
Stadthaus N 1
N 1, 68161 Mannheim

69110 Heidelberg
Schmerzkonferenz des Heidelberger Collegiums
St. Vincentius-Krankenhaus,
Akadem. Lehrkrankenhaus der Uni Heidelberg
Untere Neckarstr. 1–5, 69117 Heidelberg (Veranstaltungsort)

69115 Heidelberg
Regionales Schmerzzentrum DGS Heidelberg
Dr. B. Zöller, Dr. B. Wildenhayn, H. Seemann
Römerstr. 1,
69115 Heidelberg

69118 Heidelberg
Schmerzkonferenz Heidelberg-Interdisziplinäres Forum f. Algesiologie
Orthopädische Uniklinik/
Prof. Schiltenwolf.

H. Seemann,
Prof. Zimmermann
Schlierbacher Landstr. 200 a,
69118 Heidelberg
(Anmeldung)

70190 Stuttgart
Regionales Schmerzzentrum DGS Stuttgart, Prof. Dr. Reineke/Dr.Steinbrück
Karl-Olga-Krankenhaus GmbH
Schwarenbergstr. 7,
70190 Stuttgart

71634 Ludwigsburg
Regionales Schmerzzentrum DGS Ludwigsburg
Dr. Philipp
AspergerStr. 16,
71634 Ludwigsburg

72072 Tübingen
Regionales Schmerzzentrum DGS Tübingen
Dr. A. Linke
Poststr. 2–4, 72072 Tübingen

72076 Tübingen
Interdisziplinäre Schmerzkonferenz Universitätsklinikum Tübingen
Schmerzambulanz Uni Tübingen
Hoppe-Seyler-Str. 3,
72076 Tübingen

72458 Albstadt
Regionales Schmerzzentrum DGS Albstadt
Dr. Z. Molnar
Schmiechastr. 50,
72458 Albstadt

72764 Reutlingen
Regionales Schmerzzentrum DGS Reutlingen, Dr. L. Binder
Kreisklinikum Reutlingen
Steinenbergstr. 31,
72764 Reutlingen

73033 Göppingen
Regionales Schmerzzentrum DGS Göppingen
Dr. G. Müller-Schwefe
Schillerplatz 8/1,
73033 Göppingen

74177 Bad Friedrichshall
Schmerzkonferenz
Dr. A. Linez
Hagenbacher Str. 2,
74177 Bad Friedrichshall

74523 Schwäbisch Hall
Regionales Schmerzzentrum DGS Künzelsau/Hohenloher Schmerzkonferenz
Dr. Rosenhagen, im Wechsel mit Dr. Eckle
Diakoniestr. 10,
74523 Schwäbisch Hall

74653 Künzelsau
Regionales Schmerzzentrum DGS Künzelsau, Hohenloher Schmerzkonferenz
Hohenloher Krankenhaus/
Dr. A. Eckle, im Wechsel mit Dr. K. Rosenhagen
Stettenstr. 32,
74653 Künzelsau

75179 Pforzheim
Regionales Schmerzzentrum DGS Pforzheim
Dr.C.Böck
Karlsruher Str. 87 a,
75179 Pforzheim

Schmerzambulanzen — Adressen und Anlaufstellen

75365 Calw
Schmerzkonferenz
Dr. T. Walz/Dr. R. Johnen
Eduard-Conz-Str. 6,
75365 Calw

76669 Bad Schönborn
Regionales Schmerzzentrum
DGS Bad Schönborn
PD, Dr. R. Wörz
Friedrichstr. 73,
76669 Bad Schönborn

77776 Bad Rippoldsau
Schwarzwaldklinik
Bad Rippoldsau, Krankenhaus Freudenstadt
Praxis Dr. Schwarz
im Wechsel
Fürstenbergstr. 38,
77776 Bad Rippoldsau
(Anmeldung)

78054 VS-Schwenningen
Schmerzkonferenz
A. Bechtold
Kleiner Konferenzsaal des
Klinikums VS –
Schwenningen
Röntgenstr. 20,
78054 VS – Schwenningen

78315 Radolfzell
Schmerztherapeutischer
Arbeitskreis im Landkreis
Konstanz
Dr. A. Pohlmeier
Oberdorfstr. 1a,
78315 Radolfzell

79102 Freiburg
Regionales Schmerzzentrum
DGS Freiburg, Dr. J.
Schweigler, Dr. M. Ehmer
Freiburger Schmerzkonferenz
Günterstalstr. 11–13,
79102 Freiburg

79106 Freiburg
Schmerzkonferenz am
Interdisziplinären
Schmerzzentrum
Neuro-Zentrum der
Universität Freiburg,
Prof. Mohadjer
Breisacher Str. 64,
79106 Freiburg

79206 Breisach
Praxis Dr. Weinhold
HELIOS Rosmann Klinik
Breisach
Zeppelinstr. 37,
79206 Breisach
(Veranstaltungsort)

79713 Bad Säckingen
Regionales Schmerzzentrum
DGS Bad Säckingen,
Dr. Wagner
Zentrum für Schmerztherapie Hochrhein
Schneckenhalde 12,
79713 Bad Säckingen

81737 München
Krankenhaus Neuperlach
Oskar-Maria-Graf-Ring 51,
81737 München

81737 München
Schmerzklinik Krankenhaus
München-Neuperlach
Oskar-Maria-Graf-Ring 51,
81737 München

81927 München
Regionales Schmerzzentrum
DGS München
Dr. M. Gessler
Cosimastr. 4,
81927 München

82024 München
Regionales Schmerzzentrum
DGS München
Dr. R. Schneiderhan
Eschenstr. 2,
82024 München

82327 Tutzing
Schmerzzentrum,
Krankenhaus Tutzing
Dr. R. Thoma
Bahnhofstr. 5, 82327 Tutzing

83022 Rosenheim
Regionales Schmerzzentrum
DGS Rosenheim
Dr. H. – H. Nägelein
Stollstr. 9, 83022 Rosenheim

83209 Prien am Chiemsee
Interdisziplinäre Schmerzkonferenz, PD Dr. G. Goebel
Roseneck Klinik
Am Roseneck 6,
83209 Prien am Chiemsee

85072 Eichstätt
Regionales Schmerzzentrum
DGS Eichstätt
Dr. S. Grunert
Sollnau 32, 85072 Eichstätt

85354 Freising
Schmerzkonferenz
Dr. M. Graf
Untere Hauptstr. 27,
85354 Freising

Adressen und Anlaufstellen

86150 Augsburg
Schmerzkonferenz
Gemeinschaftspraxis Dr.
Kopp/Dr. Horn
Prinzregentenstr. 25,
86150 Augsburg

87527 Sonthofen
Regionales Schmerzzentrum
DGS Sonthofen
Dr. W. Hausotter/
W. Steinbichl
Martin-Luther-Str. 8,
87527 Sonthofen
(Veranstaltungsort)

88239 Wangen
Regionales Schmerzzentrum
DGS Wangen
Dr. B. Kossmann, Dipl. Psych.
T. Hein
Am Engelberg 29,
88239 Wangen

89073 Ulm
Regionales Schmerzzentrum
DGS Ulm
Praxisklinik Dr. F. Braig
Neue Str. 115, 89073 Ulm

90489 Nürnberg
Institut für Neurowissenschaften, Algesiologie u.
Pädiatrie
PD Dr. M. Überall
Theodorstr. 1,
90489 Nürnberg

91054 Erlangen
Interdisziplinäres Schmerzforum
Universitätsklinikum
Erlangen,
Dr. R. Sittl/Dr. W. Böswald
Krankenhausstr. 12,
91054 Erlangen

93049 Regensburg
Regionales Schmerzzentrum
DGS Regensburg,
Dr. Hans/Dr. Breme
Krankenhaus Barmherzige
Brüder
Prüfeninger Str. 86,
93049 Regensburg

94036 Passau
Regionales Schmerzzentrum
DGS Passau, Dres.
Cevales/Flatter/Heidt
Veranstaltungsort:
Best Western Hotel am Fernsehturm, Neuburger Str. 79,
94036 Passau

94315 Straubing
Regionales Schmerzzentrum
DGS Straubing
Dr. E. Müllner
Frauenbrünnlstr. 2,
94315 Straubing

94469 Deggendorf
Schmerzkonferenz Landshut
Dr. Heidt
Graflinger Str. 19,
94469 Deggendorf
(Anmeldung)

95448 Bayreuth
Regionales Schmerzzentrum
DGS Bayreuth,
Dr. H.-J. Honikel
Lohengrin-Klinik
Kurpromenade 2,
95448 Bayreuth

96317 Kronach
Schmerzkonferenz
Frankenwaldklinik
Dr. Stauch
Friesenerstr. 41,
96317 Kronach

97070 Würzburg
KVB Unterfranken
Dr. E. Klaus
Hofstr. 5, 97070 Würzburg

97980 Bad Mergentheim
Schmerzklinik
am Arkauwald
Dr. E. Boss
Arkaustraße,
97980 Bad Mergentheim

99423 Weimar
Schmerzkonferenz
Uniklinikum Weimar
Sophien-Hufeland-Klinikum,
Dr. Malesser
Henry-van-de-Velden-Str. 2,
99423 Weimar

99974 Mühlhausen
Ökumenisches Hainich
Klinikum GmbH
Verwaltungsgebäude
(Veranstaltungsort),
99974 Mühlhausen

Zahlreiche Selbsthilfegruppen findet man nach
Regionen geordnet unter:
www.schmerzakademie.de

Literatur   Adressen und Anlaufstellen

Literatur

Bausewein, Claudia; Remi, Constanze; Twycross, Robert G. u.a. (Hrsg.): Arzneimitteltherapie in der Palliativmedizin. Urban & Fischer bei Elsevier GmbH, München 2005, ISBN 3-437-23670-9

Egle, Ulrich T.; Nix, Wilfred A.; Derra, Claus; Schwab, Rainer: Spezielle Schmerztherapie: Leitfaden für Weiterbildung und Praxis. Schattauer Verlag, Stuttgart 2006, ISBN 3-7945-2388-1

Flöter, Thomas (Hrsg.): Grundlagen der Schmerztherapie. Urban und Vogel, München 1998, ISBN 3-86094-094-5

Huber, Horst.; Winter, Eva.: Checkliste Schmerztherapie. Georg Thieme Verlag, Stuttgart, New York 2006, ISBN 3-13-129671-2

Kress: Aktuelle Schmerztherapie. Standards und Entwicklungen. 2004 ecomed Medizin, Verlagsgruppe Hüthig Jehle Rehm GmbH

Lehmann, Klaus A. (Hrsg.) Analgetische Therapie mit Opioiden. 1. Auflage, UNI-MED, Bremen 2002, ISBN 3-89599-635-1

Loew, Dieter: Phytopharmaka-Report: Rationale Therapie mit pflanzlichen Arzneimitteln. Steinkopff, Darmstadt 1999

Mineralstoffe und Spurenelemente. Leitfaden für die ärztliche Praxis. Bertelsmann Stiftung (Hrsg.), 1992

Striebel: Hans W.: Therapie chronischer Schmerzen. Ein praktischer Leitfaden. Schattauer Verlag, Stuttgart 2002, ISBN 3-7945-2146-3

Deutsche Schmerzliga (Homepage)

Aronoff, Gerald A.: Evaluation and treatment of chronic pain

P.P. Raj Mosby: Pain medicine. A Comprehensive Review

Wall, Patrick D.; Melzack, Ronald (Hrsg.): Textbook of pain. Churchill Livingstone 1999

Register

A
Ablenkung 25, 37
Acetylsalicylsäure 84, 119, 121, 170
Aciclovir 100 f
A-Faser 22, 164 f
Aggression 73
Aktivität, körperliche 36
Akupunktur 29, 166 f
Alkoholismus 90
Allodynie 30
Amine, biogene 20
Amputation 106, 169
Analgetika 45 f, 119 ff
– antipyretische, nicht saure 120, 122
– zentralwirkende 45
Analogskala, visuelle 46
Angst 73, 90, 153
Angststörung 33, 104, 113
Anlaufschmerz 69
Antidepressiva 85, 92, 132 f
Antiemetika 133 f
Antihistaminika 134
Antikonvulsiva 92, 98, 133
Antirheumatika, nichtsteroidale 119 ff
Antriebslosigkeit 34
Anulus fibrosus 61, 63
Arachidonsäure 122, 148 f
Arbeitsausfall 42
Arbeitsplatz 60, 73
Arterienverschluss, akuter 80
Arteriosklerose 80 f, 148
Arthritis 31
– rheumatoide 57, 74, 149
Arthrose 68, 71 f
– Ernährung 149

Arthroseschmerz 19, 57, 67 ff
– Behandlung 69 ff
– Tipps für den Alltag 72
Arztbesuch 40
Aspirin s. Acetylsalicylsäure
ASS (s. auch Acetylsalicylsäure) 41
Asthma bronchiale 120
Atemdepression 124
Aufbautraining 60
Aufbiss-Schiene 109
Aufmerksamkeit 25, 35 f
Aura 83
Auto fahren 184
Autogenes Training 32, 154 f
Autoimmunkrankheit 74

B
Bädertherapie 160 f
Ballondilatation 82
Balneotherapie 160 f
Bandscheibe 61
Bandscheibenoperation 186
Bandscheibenprolaps 63
Bandscheibenprotrusion 63
Bandscheibenvorfall 56 f, 61 ff
– lateraler 64
– medialer 64
– Therapie 65
Bauchschmerz 41, 113
Beinschmerz 66
Belastungsschmerz 80
Belohnung 35 f
Beratungsstelle 187
Berentung 187
Berührung 28, 30, 158
Berührungsschmerz 93
Betablocker 84

Betäubungsmittel-Verschreibungsverordnung 126
Bewegung 58, 70, 72
– Polyneuropathie 92
Bewegungsdrang 92
Bewegungsschmerz 69
Bewegungstherapie 76, 144 f
Bewusstsein 23
Bindegewebsmassage 159
Biofeedback 36, 152 ff
Bioresonanztherapie 179 f
Bisphosphonate 134
Blut
– Fließeigenschaft 81
– Ultraviolettbestrahlung 177
Blutzucker 92
Botenstoff 15, 17, 26
Botulinumtoxin 117
Bradykinin 20, 80
Brennschmerz 96
BtM-Rezept 126, 135
Buprenophrin 129
Bypassoperation 82

C
Calcitonin 106
Cannabis 135
Capsaicin 173
Carbamazepin 98
C-Faser 164 f
Chelat-Therapie 179
Chemonukleolyse 65
Chirotherapie 158 f
Chordotomie 175
Chronifizierung 26 f
Clopidogrel 81
Cluster-Kopfschmerz 86 f

Register Register

Co-Analgetika 45, 132 ff
Codein 127
COX–2-Hemmer 122 f
Coxibe 122 f
Creme, NSAR-haltige 69
Crosstalk, spinaler 28 f
Cyclooxygenase 119 f, 122

D
Dehnübung 78
Depression 27, 33 f, 90
– Bauchschmerz, chronischer 113
– Fibromyalgie 104
Deutsche Schmerzliga e.V. 191 f
Diclofenac 121
Dihydrocodein 127
DREZ-Läsion 102, 175
Dronabinol 135 f
Durchblutungsstörung 56, 82, 161
– arterielle, periphere (PAVK) 80 ff
Durchbruchschmerz 128, 130
Dysästhesie 92

E
Effloreszenz 100
Eikosanoide 20
Elektrotherapie 168
EMG-Biofeedback 85, 154
EMLA-Creme 40
Endorphine 25, 140, 164
Engpass-Syndrom 95 ff
Entspannungstechnik 36, 50, 154 f
Entzündung 20, 26, 56
– Erkrankung, rheumatische 74
– Ernährung 149
Entzündungshemmung 119, 161 f, 171 f
Entzündungsmediator 17, 119

Erbrechen 124, 134 f
Ergotamin 84, 88, 139, 184
Erkrankung, rheumatische 74, 148 f
– – Balneotherapie 160 f
Ermüdbarkeit, rasche 104
Ernährung 146 ff, 186

F
Facettendenervation, perkutane 175
Failed back pain 186
Fehlhaltung 66
Fentanyl 128, 130
Fibromyalgie 28, 79, 103 ff
Fischwirbel 76
Flupirtin 123
Frakturschmerz 20
Frühberentung 42
Fußpilz 82
Fußreflexzonenmassage 159 f

G
Gabapentin 54, 133
Gallertring, innerer 61, 63, 65
Gamma knife 100
Gefühlsstörung 95 f
– brennende 97
Gegenirritationsverfahren 116
Gehhilfe 72
Gehstrecke 81
Gehtraining 81
Gehübung 92
Gelenk
– geschwollenes 68, 70
– verformtes 68
Gelenkbeweglichkeit 75
Gelenkendoprothese 71
Gelenkschmerz 103
Gelenkschmiere 70
Gelenkzerstörung 75
Geschwür 119
Gesichtsfeldausfall 83

Gesichtsschmerz 29, 98, 109
– arthrogen-myofaszialer 111
– atypischer 111 f
Gewebedurchblutung 20
Gewebeschädigung 14, 56, 80
Gewichtsreduktion 60
Glisson-Schlinge 74
Glücksbotenstoff 27
Glukokortikoide 132 f
Glukosaminsulfat 70
Goldrutenkraut 171 f
Graue Substanz 21
Großhirnhemisphäre 23
Gürtelrose 100 f, 185

H
H_2-Blocker 120
Halsmanschette 65
Hämotogene Oxidationstherapie (HOT) 177 f
Hautdurchblutung 31
Hauttemperaturbiofeedback 154
Head'sche Zone 55, 110, 167
Heißhunger 147
Herpes Zoster 31, 100 f
Herzinfarkt 121 f, 148
Hexenschuss 65
Hinterhorn 22 f
Histamin 17, 20, 119
Homöopathie 180 f
Hüftgelenksarthrose 43 f, 69
Hyaluronsäure 70
Hydromorphon 128
Hyperalgesie 27
Hyperämie 173
Hyperpathie 92
Hypnose 156 f

I
Ibuprofen 40, 121
Imaginationstechnik 157

203

Register

Impfung 40
Impuls, elektrischer 15 ff
Intracostalblockade 117
Ischämie 80
Ischiadicusblockade 117
Ischiasnerv 63

J
Jannetta-Operation 99, 175

K
Kälteanwendung 70, 162 f
Kältegefühl 92
Kalzium 76 f, 92
Kalziumantagonist 87
Kalziumeinstrom 30
Kalziumkanalblocker 84
Karpaltunnel-Syndrom 96 f
Katzenbuckel 59
Keilwirbel 76
Ketamin 137
Kiesertraining 44
Kinine 119
Knieschmerz 69
Knochenaufbau 77, 134
Knochenbruch 76
Knochendichte 76
Knochenmetastase 119, 134
Knochennekrose 70
Knochenneubildung 59
Knorpelaufbau 72
Knorpelaufbaupräparat 70
Kopfhaltung, einseitige 73
Kopfkreisen 74
Kopfschmerz 83 ff
 – Medikamenten-induzierter 35, 88 f
 – posttraumatischer 87
Kopfschmerztagebuch 41
Körperhaltung 62
Kortison 120
Kosten 42, 187
Krafttraining 44
Krämpfe 56
Krankengymnastik 94
Kreuzschmerz 63, 185

Kribbeln 95 f
Kurzschluss 29
Kutschersitz 155

L
L3-Wurzelkompression 63 f
L4/5-Wurzelkompression 64 f
L5-Wurzelkompression 64
Lähmung 96
Laxanzien 125, 134
L-Dopa 92 f
Lebensmittel, oxalsäurereiche 77
Lendenwirbelsäule, Stabilität 58
Leukotriene 20
Lichtempfindlichkeit 85, 87
á-Liponsäure 92
Lithium 87
Lokalanästhetika 116 ff, 173 f
Lumbago 65
Lumboischialgie 66

M
Magengeschwür 120
Magenschmerzen 184
Magenschutz 120
Magnesium 84, 92
Manualtherapie 66
Manuelle Medizin 158 f
MAO-Hemmer 139
Markscheide 17
Massage 159 f
Medikament, vasoaktives 81
Medikamenteneinnahme 50, 87
Medikamentenmissbrauch 109
Medizin, evidenzbasierte 176
Memantine 54, 91, 106, 137
Membranpotential 16 f
Meridiane 166

Metamizol 122
Methadon 128
Migräne 20, 83 ff
 – Ernährung 146 ff
 – Vasokonstriktionstraining 152
Migräneanfall 84, 184
Migräneprophylaxe 84
Missempfindung 91 f
Morbus Sudeck 31, 93 f
Morgensteifigkeit 69, 103
Morphin 128
Motorneuron 30
Multiple Sklerose 102
Mundschmerz 109
Muskelhartspann 66, 117, 169
Muskelkräftigung 72
Muskelkrämpfe 69, 135
Muskelrelaxanzien, zentral wirkende 133
Muskelrelaxation, progressive nach Jacobsen 154 ff
Muskelschmerz 69, 78 f, 117
Muskelschwund 95, 97
Muskelverspannung 56, 85, 117
 – Balneotherapie 161
 – Biofeedback 154
 – Massage 159
Muskelzuckung 79
Mutterkraut 84
Myelotomie, longitudinale 175

N
Nackenkissen 73
Nackenschmerz 185
Nacken-Schulter-Arm-schmerz 72 ff
Naloxon 127
Naproxen 121
Nase, verstopfte 86
Natrium/Kalium-Pumpe 16
Natriumkanal 30
Natriumkanalblocker 22

Nebenwirkung 133 f
Nefopam 123
Nerv, sensorischer 18, 27
Nervenblockade 117 f
Nervenendigung 14, 18
Nervenerkrankung, stoffwechselbedingte 31
Nervenfaser
– afferente 18
– efferente 18
– langsam leitende 165
– schnell leitende 165
Nervenfunktion 15 ff
Nervenimpuls 17
Nervenleitung 15
Nervenleitungsgeschwindigkeit 22
Nervenleitungsmessung 95
Nervenstimulation, elektrische, transkutane 164 ff
Nervensystem
– autonomes 19, 31 f
– peripheres 18 ff
– somatisches 31
– vegetatives 31 f, 93, 118, 154
– zentrales (ZNS) 18 f, 24 f
Nervenverletzung 29
Nervenwachstumsfaktor 20
Nervenwurzelblockade 118
Nervenwurzelkompression 63 ff
Nervenzelle 15 ff, 26, 28
– Übererregbarkeit 30
Nervus medianus 96
Neuralgie 90
Neuraltherapie 117
Neurochirurgie 175
Neuroleptika 98
Neurom 108
Neuron, sensibles 30
Neuropathie, diabetische 90 ff
Neuropeptide calcitonin gene-related peptide (CGRP) 20

Neurotransmitter 20
Nicht-Opioide 45, 119 ff
NMDA-Rezeptorantagonist 54, 137
Noradrenalin 132 f
Nozizeptor 17, 19, 27
– Empfindlichkeit, Steigerung 20, 80
Nozizeptorschmerz 19, 55 ff
– Arthroseschmerz 67 ff
– Definition 54
NSAR 119 f, 184
– beim Kind 40 f

O
Oberschenkelmuskel, Schwäche 64
Ödem 31, 93
Omega-3-Fettsäure 148
Opiatrezeptor 22
Opioide 124 ff, 184, 186
– beim älteren Menschen 38
– Nebenwirkung 127 ff
– Non-Responder 91
– schwach wirkende 126 f
– stark wirkende 126, 128 ff
– Suchtgefahr 125 f
– Toleranz 125 f
– Wirkungsmechanismus 22
– Wirkungsverstärkung 133
Osteophyten 68
Osteoporose 57 f, 66 f, 76 f
– Behandlung 76 f, 134
– Vorbeugen 186
Oxalsäure 77
Oxycodon 128

P
Paracetamol 40 f, 84, 120, 122
Parästhesie 91, 138
Parese 159
Patient 43
Patientenrechte 187 ff

Patientenverfügung 188 f
Pethidin 128
Pflastertherapie 129 ff
Phantomschmerz 106 f
Phenytoin 99
Phosphat 77
Physiotherapie 36
Phytotherapie 170 ff
Piroxicam 121
Plattwirbel 76
Plazebo 140, 181
Polyarthritis, chronische 74, 161
Polyneuropathie, diabetische 91 f
Post-Zoster-Neuralgie 101, 137, 185
Prostaglandine 17, 20, 119 f
Protonenpumpenhemmer 120
PST (Pulsierende Signal Therapie) 177
Psychotherapie 36

Q
Quaddeln 116 f

R
Radikale, freie 20
Rauchen 81 f, 186
Reaktion
– allergische 116
– toxische 116
Reflexdystrophie, sympathische 94
Reizaufnahme 18
Reizdarm 113
Reizschwelle 18 f
Reizstromgerät 165
Restless legs 92 f
Reye-Syndrom 41, 120
Rezeptor 15, 17 f
Rheuma 148 f, 160 f
Rheumaschmerz 74 ff
Rhizotomia posterior 175
Rückenmark 21 ff, 28

Register

Rückenmark
- Stimulation, elektrische 168 f

Rückenmarksnerv 167
Rückenmarksverletzung 102
Rückenmuskulatur, Kräftigung 65
Rückenschmerz 20, 56 ff
- Arthrose 69
- Ausstrahlung 63 ff
- chronischer 66
- Entspannung 60
- komplizierter 66 f
- spezifischer 58
- Tipps für den Alltag 62
- Übung 59
- Vorbeugung 60 f

Rückenschule 59, 98
Ruheschmerz 69, 80
Rumpfmuskulatur 58 f
- Dehnen 75

S
Sauerstoffinhalation 86
Sauerstoff-Mehrschritt-Therapie (SMT) 178
Schädel-Hirn-Trauma 87
Schaufensterkrankheit 80
Schienbeinnerv 97
Schlafstörung 90, 104
Schlaganfall 102, 121 f, 137
Schleudertrauma 73
Schmerz
- des älteren Menschen 38 f, 186
- akuter 14, 26
- brennender 90, 102
- chronischer 14, 22 ff, 26 ff
- Definition 14
- einschießender 90, 92
- beim Kind 40 f
- kolikartiger 122
- körperlicher 34
- myofaszialer 78 f
- neuropathischer 22 f, 54, 90 ff

- –zentraler 101 f
- ohne organische Ursache 111 ff
- postoperativer 93
- psychogener 34 ff
- radikulärer 118
- somatischer 55 f
- übertragener 110
- vegetativ unterhaltener 31 f
- viszeraler 55 f
- wiederkehrender 41
- zentraler 32

Schmerzambulanz 193 ff
Schmerzattacke 83, 86, 98
- Herpes Zoster 100
Schmerzauslöser, innerer 152
Schmerzbewältigung 152
Schmerzbewältigungstraining, kognitiv-verhaltenstherapeutisches 37
Schmerzbewertung 156
Schmerzblindheit 21
Schmerzbotenstoff 26
Schmerzempfindlichkeit, erhöhte 22
Schmerzentstehung 15 ff
Schmerzgedächtnis 30, 106
Schmerzhemmendes System 104 f
Schmerzhemmung 27 f, 164
Schmerzinformation 22
Schmerzlinderung 35, 45 35
Schmerzmessung 46 f
Schmerzmittel 35
- Dosisanpassung 38
- Kopfschmerz-Induktion 88

Schmerzmitteleinnahme 87
Schmerzmodulator 24
Schmerzreiz 27
Schmerzrezeptor 18 f
Schmerzschwelle 90
Schmerzsignal 30
Schmerzstärke 47

Schmerztagebuch 41, 47 ff, 146
Schmerztherapie 36, 42 ff
- alternative Verfahren 176 ff
- gute 44 f
- medikamentöse 115 ff
- nicht medikamentöse 144 ff
- operante 36
- Stufenschema 45
- Ziel 45 f

Schmerzursache, seelische 33 ff
Schmerzwahrnehmung 23, 149 f
- Hemmung 164
- verstärkte 27

Schmerzweiterleitung 22, 25
- Unterdrückung 22

Schonhaltung 35
Schuhwerk 72
Schulterkreisen 78
Schulterschmerz 56
Schweißsekretion 31
- vermehrte 32, 94

SCS s. Spinal Cord Stimulation (SCS)
Sedierung 124 f
Segmenttherapie 167
Sehnenverkürzung 71
Sehstörung 125
Selbsthilfegruppe 50, 187
Selbsthypnose 32, 157
Selen 148
Sensibilisierung, zentrale 30
Sensibilitätsstörung 102
Sequestration 63
Serotonin 16, 20, 27
- Depression 132 f
- Entzündungsförderung 119

Serotoninantagonisten 84

Serotonin-Wiederaufnahme-Hemmer 139
Sonneneinstrahlung 77
Sozialverband VdK 187
Spannungskopfschmerz 85 f
Spastik 133, 135
Spinal Cord Stimulation (SCS) 101, 106, 168 f, 185
Spinalanästhesie 23
Spinalganglionblockade 101
Spinalkanal, enger 97 f
Spinalkanalstenose 67, 80
Spinalnervenblockade 117 f
Sport 144 ff
Stand-by-Medikation 130
Stangerbad 168
Stehen 62
Stehstuhl 72
Stimulationsverfahren 164 ff
Stress 60, 73, 85
Stressbewältigungsstrategie 37
Stufenbett 60 f
Stuhl 60, 62
Stumpfschmerz 108
Substanz P 20, 103
Sucht 35, 125, 186
Sympathikusblockade 94, 101, 118
Synapse 15 f, 28
Syndrom des engen Spinalkanals 97 f

T
Tarsaltunnel-Syndrom 97
Tätigkeit, sitzende 60, 62
Taubheitsgefühl 64 f, 80, 90
– Engpass-Syndrom 95 f
Temperaturwahrnehmung 23
Tenderpoint 79, 103
TENS (transkutane elektrische Nervenstimulation) 164 ff

Teufelskralle 171
Thalamus 23 f
Thalamusschmerz 32, 101 f
Therapeutika, äußerlich angewandte 173
Therapie, physikalische 75, 85, 105
Thromboxan 20
Thrombozytenaggregationshemmer 81
Thrombozytenaggregationshemmung 119 f
Tilidin 127
Tragen 62 f
Traktus spinothalamicus 23
Tramadol 127
Trigeminusneuralgie 29, 98 ff
Triggerpunkt 79, 165
Triggerpunktinfiltration 116 f
Triptane 87, 137 ff
- Kopfschmerz-Induktion 88
– Migräne 84, 184
– Nebenwirkung 138
Tumorschmerz 119, 137

U
Übelkeit 124, 133 f
Überempfindlichkeit 93
Überempfindlichkeitsreaktion 121
Übergewicht 60, 63, 72, 82
Übung, isometrische 73
Ultraschall 169
Ultraviolettbestrahlung 177
Unterschenkelmuskel, Schwäche 64

V
Valproinsäure 84
Vasokonstriktionstraining 152
Verapamil 92
Vergesslichkeit 38

Verhalten 146 ff
Verhaltenstherapie 36, 149 ff
Vernichtungsschmerz 76
Verschlusskrankheit, arterielle, periphere 80 ff, 106
Verspannung 73
– innere 78
– muskuläre 36
Verstopfung 125, 133 f
Virostatika 100
Vitamin
– B_2 84
– C 148
– D 76 f, 186
– E 148

W
Wadenbeinnerv 97
Wadenkrämpfe 91 f
Wahrnehmung, emotionale 23
Walking 144 f
Wärmeanwendung 162 f
Weichteilverletzung 31, 94
Weide 170
Weiße Substanz 22
Wiederkehrkopfschmerz 138
Windpocken 100
Wirbelkörpereinbruch 58, 76
Wirbelkörperfraktur 57, 76
Wirbelsäule 75
– Extensionsübung 59
– Flexionsübung 59
Wirbelsäulenoperation 67
Wirbelsäulenschwingung, neutrale 62 f

Z
Zähneknirschen 109
Zahnfüllung 112
Zahnschmerz 109, 156
Zwischenwirbelloch 59

207

Bibliografische Information der
Deutschen Bibliothek
Die Deutsche Bibliothek verzeichnet diese
Publikation in der Deutschen
Nationalbibliografie; detaillierte bibliografische
Daten sind im Internet über
http://dnb.ddb.de abrufbar

Programmplanung: Sibylle Duelli

Redaktion: Dr. Sabine Klonk, Stuttgart

Umschlaggestaltung:
Cyclus · Visuelle Kommunikation, Stuttgart

Fotos im Innenteil:
Klosterfrau, S. 170, 171; Dr. Wolf D. Scheiderer, Bad Saulgau, S. 61; Fridhelm Volk, Stuttgart, S. 62, 63; alle übrigen: Archiv der Thieme Verlagsgruppe

Zeichnungen:
Claudia Arend, Berlin: S. 155; Karin Baum, Mannheim: S. 68; Rüdiger Gay, Sternenfels: S. 16, 17, 19, 21, 24, 28, 45, 46, 55, 74, 78, 96, 103; Friedrich Hartmann, Nagold: S. 99; Janssen-Cilag GmbH: S. 131; Christine Lackner-Hawighorst, Ittlingen, S. 64, 153

© 2006 TRIAS Verlag in MVS
Medizinverlage Stuttgart GmbH & Co. KG
Oswald-Hesse-Straße 50, 70469 Stuttgart

Printed in Germany

Satz: Fotosatz H. Buck, Kumhausen
gesetzt in QuarkXPress
Druck: Westermann Druck Zwickau GmbH, Zwickau

Gedruckt auf chlorfrei gebleichtem Papier

ISBN: 3-8304-3279-8
ISBN: 978-3-8304-3279-1   1 2 3 4 5 6

Wichtiger Hinweis:
Wie jede Wissenschaft ist die Medizin ständigen Entwicklungen unterworfen. Forschung und klinische Erfahrung erweitern unsere Erkenntnisse, insbesondere was Behandlung und medikamentöse Therapie anbelangt. Soweit in diesem Werk eine Dosierung oder eine Applikation erwähnt wird, darf der Leser zwar darauf vertrauen, dass Autoren und Verlag große Sorgfalt darauf verwandt haben, dass diese Angabe **dem Wissensstand bei Fertigstellung des Werkes** entspricht.
Für Angaben über Dosierungsanweisungen und Applikationsformen kann vom Verlag jedoch keine Gewähr übernommen werden. **Jeder Benutzer ist angehalten,** durch sorgfältige Prüfung der Beipackzettel der verwendeten Präparate und gegebenenfalls nach Konsultation eines Spezialisten festzustellen, ob die dort gegebene Empfehlung für Dosierungen oder die Beachtung von Kontraindikationen gegenüber der Angabe in diesem Buch abweicht. Eine solche Prüfung ist besonders wichtig bei selten verwendeten Präparaten oder solchen, die neu auf den Markt gebracht worden sind. **Jede Dosierung oder Applikation erfolgt auf eigene Gefahr des Benutzers.** Autor und Verlag appellieren an jeden Benutzer, ihm etwa auffallende Ungenauigkeiten dem Verlag mitzuteilen.

Die Ratschläge und Empfehlungen dieses Buches wurden vom Autor und Verlag nach bestem Wissen und Gewissen erarbeitet und sorgfältig geprüft. Dennoch kann eine Garantie nicht übernommen werden. Eine Haftung des Autors, des Verlages oder seiner Beauftragten für Personen-, Sach- oder Vermögensschäden ist ausgeschlossen.
Geschützte Warennamen (Warenzeichen) werden **nicht** besonders kenntlich gemacht. Aus dem Fehlen eines solchen Hinweises kann also nicht geschlossen werden, dass es sich um einen freien Warennamen handelt.
Das Werk, einschließlich aller seiner Teile, ist urheberrechtlich geschützt. Jede Verwertung außerhalb der engen Grenzen des Urheberrechtsgesetzes ist ohne Zustimmung des Verlages unzulässig und strafbar. Das gilt insbesondere für Vervielfältigungen, Übersetzungen, Mikroverfilmungen und die Einspeicherung und Verarbeitung in elektronischen Systemen.